SCHÜTZ · SARTOR · ZEISS

DER DARM DER 100-JÄHRIGEN

EDITION INTEGRATIVES WISSEN

Die Autoren und Autorinnen der **Edition Integratives Wissen im Kneipp Verlag Wien** verbindet die Begeisterung für die Wissenschaft und eine ganzheitliche Sicht auf die Welt. Unser publizistisches Anliegen ist es, Wege zu einem guten und gesunden Leben zu öffnen.

Ulrich Ehrlenspiel und Elisabeth Stein-Hölzl

Melden Sie sich hier für unseren Newsletter an:

PROF. DR. MED. BURKHARD SCHÜTZ
DR. MED. HENNING SARTOR • KATHARINA ZEISS

Der Darm der 100-Jährigen

Wie wir **Stoffwechselgifte** stoppen und damit die **Zellen verjüngen**

KNEIPP
VERLAG WIEN

Der Darm der Hundertjährigen

Lifespan versus Healthspan: Wie wollen wir alt werden?

Im Grunde hat alles mit Walter begonnen. Vor einigen Jahren, als mein Freund und ich noch in einer Kleinstadt lebten, wohnte er über uns, in der Wohnung im zweiten Stock. Ich arbeitete als Volontärin bei einem Nachrichtenmagazin und musste jeden Morgen früh los, um meinen Zug zu erwischen. Häufig traf ich dabei im Treppenhaus auf Walter, der das Haus zur selben Zeit verließ. An Markttagen hatte er einen Einkaufstrolley bei sich, den er mit beachtlicher Geschicklichkeit die Stufen hinunter bugsierte. Er war immer sehr höflich und bedankte sich, wenn ich ihm die Tür aufhielt. Ich erinnere mich noch gut an sein Lächeln, an die vielen Lachfalten um Walters graublaue Augen.

Der Markt fand unten im Ort auf dem Platz vor dem Rathaus statt. Von uns aus war das ein über dreißigminütiger Fußweg, noch dazu mit einer beachtlichen Steigung. Wenn ich mir vorstellte, wie der alte Mann später den schweren Trolley den Hügel wieder hinaufziehen würde, machte ich mir Sorgen. Mehrfach bot ich Walter an, die Einkäufe an seiner Stelle zu erledigen, doch jedes Mal lehnte er freundlich, aber bestimmt ab. „Sehr nett von Ihnen. Aber ich gehe diesen Weg schon seit über zwanzig Jahren, wissen Sie? Bewegung hält jung."

„Wenn ich alt bin, möchte ich so sein wie Walter", sagte mein Freund damals zu mir und ich wusste genau, was er meinte. Unser Nachbar schien mit sich und der Welt im Reinen zu sein. Wenn er kochte, kippte er das Küchenfenster und schaltete das kleine Radio auf dem Fensterbrett ein, sodass auch wir die Schlager hören konnten, die er laut mitsang. Bei gutem Wetter sahen wir ihn oft im gemeinschaftlich genutzten Garten, in dem er Unkraut jätete oder die Beete wässerte. Sonntags parkte ein blauer Volvo vor unserem Haus, in dem ein älterer Herr – Walters Sohn, wie sich herausstellte – auf seinen Vater wartete. Die beiden fuhren zum Gottesdienst in den Nachbarort und kamen zur Mittagszeit meist nicht zu zweit, sondern in Begleitung einer ganzen Schar fein gekleideter und offensichtlich bestens gelaunter alter Menschen zurück. Im Sommer konnte man bis zum frühen Abend ihre Stimmen im Garten hören, im Winter ihre Schritte in Walters Wohnung im zweiten Stock.

Ein Sonntagnachmittag ist mir besonders im Gedächtnis geblieben. Wie so oft hatte sich zur Mittagszeit ein Grüppchen in unserem Garten eingefunden. Es wurden Klappstühle unter den Apfelbaum gestellt, Kaffeetassen und Kuchengabeln verteilt. Als Walter meinen Freund und mich auf unserem Balkon sitzen sah, forderte er uns so lange auf, herunterzukommen und ein Stück Kuchen mit ihnen zu essen, bis wir nachgaben. Wir blieben einige Stunden, bis es dämmerte und die erste Flasche Rotwein geöffnet wurde.

Im Laufe des Abends erfuhren wir, dass Walter in seinem Leben zwei Mal verheiratet gewesen und schon seit über fünfzehn Jahren verwitwet war. Er hatte einen einzigen Sohn, Jan, mit dem er nach seiner Pensionierung mehrmals quer durch Asien gereist war. Jan zeigte uns Fotos auf seinem Laptop: sein Vater und er in Wanderkleidung im Himalaya-Gebirge. Walter, der sich tief über eine große Schüssel Nudelsuppe beugt.

„Das war in Vietnam", sagte Jan.

„Blödsinn", entgegnete Walter sofort. „Das war in Kathmandu, in Nepal. Ich kann mich noch genau an den Geschmack dieser Nudelsuppe erinnern."

Jan wollte widersprechen, sah dann aber anhand der Bildbeschreibung, dass sein Vater recht hatte.

Walter lachte. „Ich mag vielleicht hundertvier sein, aber auf den Kopf gefallen bin ich nicht."

Ich horchte auf. „Hundertvier?"

Walter nickte. „Frische Luft, acht Stunden Schlaf und täglich Sauerkraut essen. Das ist das ganze Geheimnis." Er nippte an seinem Rotwein und zwinkerte mir zu. „Das eine oder andere Gläschen kann sicherlich auch nicht schaden."

Im Jahr darauf zogen mein Freund und ich nach Berlin. Der Kontakt zu Walter brach ab, bis Jan mich an einem besonders heißen Sommertag anrief, um mir mitzuteilen, dass sein Vater gestorben sei. Friedlich, wie er betonte. „Ich wollte ihn zum Gottesdienst abholen und habe ihn in seinem Sessel gefunden. Einfach eingeschlafen."

Mein Freund und ich entschieden uns, zu Walters Beerdigung in die Kleinstadt zu fahren. Als wir ankamen, hatte sich vor dem Friedhof schon eine beachtliche Traube von Menschen gebildet. Der Kirchenchor war gekommen, ebenso Walters Schwestern, die, wie wir später erfahren sollten, ebenfalls bereits weit über neunzig waren. Während der Rede des Pfarrers konnte ich nicht anders, als immer wieder auf den Grabstein zu schielen und zu rechnen. Tatsächlich, da stand es schwarz auf weiß: Walter war hundertfünf Jahre alt geworden.

Nach der Beerdigung fragte ich meinen Freund: „Wie alt möchtest du eigentlich werden?"

Er schien die Frage nicht zu verstehen oder merkwürdig zu finden. „Hundert, mindestens. Du etwa nicht?"

Ich blieb ihm eine Antwort schuldig.

Auch heute, zwei Jahre nach Walters Beerdigung, könnte ich die Frage nicht eindeutig beantworten. Doch sie beschäftigt mich, wie überhaupt das Thema Alter. Es mag daran liegen, dass ich in wenigen Wochen dreißig werde. Jedenfalls denke ich oft darüber nach, wie ich selbst altern will, wie ich mir mein Leben im Alter eigentlich vorstelle.

Seit Kurzem gehe ich deshalb fast täglich auf den Friedhof. Auf Friedhöfen kann ich besonders gut nachdenken, außerdem sind sie für mich Orte der Ruhe; vor allem in schwülen Großstadtsommern angenehm kühl und schattig. Oft setze ich mich auf eine der Bänke zwischen den Gräbern und lausche dem Wind, der in die Kronen der hohen Ahornbäume fährt. Früher oder später muss ich an meine Großmutter denken, die in ihren letzten Lebensjahren stark dement war. Wenn meine Mutter und ich sie im Pflegeheim besuchten, saß sie uns gegenüber, ohne ein einziges Wort zu sagen, oder starrte ausdruckslos aus dem Fenster. Die FFP2-Masken, die wir zu dieser Zeit pandemiebedingt tragen mussten, machten es unmöglich, dass sie uns erkannte. Dabei blieb es, bis eine Lungenentzündung sie schließlich erlöste.

Mein Großvater, der bis heute in dem Pflegeheim lebt, ist dreiundneunzig, depressiv und auf einem Ohr taub. Abgesehen von seinen beiden Kindern und den Enkeln, die alle paar Monate anrufen, hat er keinerlei soziale Kontakte. Er weigert sich stur, das Zimmer zu lüften, verbringt die meiste Zeit grimmig dösend in seinem Sessel und isst drei verkochte Mahlzeiten am Tag. Es ist ein reines Existieren, ein Warten auf den Tod. Diese Bilder sind es, die mir als Erstes in den Kopf schießen, wenn ich über das Altern nachdenke.

Ist es da ein Wunder, dass ich selbst nicht zwingend besonders alt werden möchte?

Ich weiß, dass es vielen Menschen ähnlich geht. Die Frage „Möchtest du lange leben?" lässt sich nur mit Einschränkungen beantworten: „Ja, schon, solange ich fit und gesund bin." Anders verhält es sich mit der Frage, ob man lange gesund bleiben möchte, die im Grunde immer bejaht wird. Wenn wir über Langlebigkeit sprechen, sollten wir daher zwischen Lebensspanne („Lifespan") und Gesundheitsspanne („Healthspan") unterscheiden. Der Begriff „Lifespan" meint die gesamte Lebensdauer eines Menschen, von der Geburt bis zum Tod. Als „Healthspan" werden hingegen die Jahre bezeichnet, in denen eine Person gesund und frei von schweren chronischen Krankheiten lebt. Im Idealfall sind Life- und Healthspan deckungsgleich, sodass Gesundheit das ganze Leben lang aufrechterhalten wird. Die Realität sieht jedoch – zumindest in westlichen Gesellschaften – anders aus: Bei einem Kind, das im Jahr 1871 im damaligen deutschen Reichsgebiet geboren wurde, betrug die durchschnittliche Lebenserwartung noch 35,6 Jahre (Männer) beziehungsweise 38,5 Jahre (Frauen). 150 Jahre später ist sie bereits mehr als doppelt so hoch und liegt in Deutschland bei 78,2 Jahren (Männer) und 83 Jahren (Frauen).[1] Verantwortlich für diesen drastischen Anstieg ist neben Verbesserungen in den Bereichen Hygiene, Ernährung und Wohlstand vor allem der schulmedizinische Fortschritt. So haben Antibiotika und eine bessere perinatale Versorgung einen dramatischen Rückgang der Mortalität durch Infektionen und eine verringerte Kindersterblichkeit bewirkt. Außerdem ermöglichen es neue Medikamente, selbst solche Erkrankungen zu behandeln, die andernfalls mit hoher Wahrscheinlichkeit tödlich verlaufen wären.

An und für sich ist diese Entwicklung sicherlich begrüßenswert, jedoch hat der vermeintliche Fortschritt auch eine bittere Kehrseite. Zum einen nehmen die Pflegebedürftigkeit und das Risiko schwerer Erkrankungen mit steigendem Alter zu. Zum anderen fördert die Zivilisation, auf deren Errungenschaften wir ja zurecht stolz sind, die Entstehung chronischer Erkrankungen. Die grundlegende Prämisse unserer Zeit – das Höher, Schneller, Weiter des gesellschaftlichen Neoliberalismus – geht häufig mit einem ungesunden Lebensstil einher. Chronische Reizüberflutung, schlechte Ernährung, Stress und Bewegungsmangel sind in modernen, industrialisierten Gesellschaften weit verbreitet. Hinzu kommt die Angst, nicht mithalten zu können, die durch Social Media und die ständigen Vergleiche, die die sozialen Netzwerke anstoßen, noch weiter befeuert wird. Langfristig gerät die Trias Körper, Geist und Seele aus dem Gleichgewicht – wir werden krank. Als Zivilisationserkrankungen werden dementsprechend jene Erkrankungen bezeichnet, die dem Lebensstil des postmodernen Menschen ursächlich zuzuordnen sind. Stoffwechselerkrankungen wie Typ-2-Diabetes oder das metabolische Syndrom zählen ebenso dazu wie neurodegenerative Erkrankungen (z. B. Morbus Alzheimer, Morbus Parkinson), Autoimmunerkrankungen, psychische Erkrankungen oder Reizdarm. Die Zunahme dieser Krankheiten hat dazu geführt, dass Männer heute durchschnittlich 20 Prozent ihrer Lebenszeit mit einer fragilen Gesundheit verbringen. Unter den Frauen sind es sogar 23 Prozent, Tendenz steigend.[2]

Was also nützt uns ein verlängertes Leben, wenn wir die gewonnenen Lebensjahre nicht genießen können? Wenn wir – so ließe sich zusammenfassend sagen – zwar immer älter werden, aber auch immer kränker?

Eine gesundheitsökonomische Maßzahl, die den Verlust an gesunden Lebensjahren durch Krankheit oder vorzeitigen Tod (also ein Ableben vor dem statistisch erwartbaren Lebensalter) beschreibt, nennt sich DALY *(Disability-Adjusted Life Years)*. Unter anderem in der Medizin und Soziologie wird das DALY-Konzept verwendet, um die Krankheitslast einer Bevölkerung zu messen. Ein DALY entspricht dabei einem Jahr „verlorener" Gesundheit. Die Berechnung der DALY ist relativ simpel: Die Anzahl der durch vorzeitigen Tod eingebüßten Lebensjahre wird zu jenen Lebensjahren addiert, die mit einer Behinderung oder Krankheit verbracht wurden. Kurz: DALY = YLL *(years of life lost)* + YLD *(years lived with* *disability/disease*). Unter Federführung des Robert Koch-Instituts wurde im Jahr 2017 auf diese Weise auch die Krankheitslast in Deutschland bemessen.[3] Das Ergebnis: 12 Millionen DALY, was 14.584 DALY pro 100.000 Einwohner:innen entspricht. Als Hauptursachen für den Verlust an gesunden Lebensjahren nannten die Forschenden koronare Herzkrankheit, Rückenschmerzen und Schlaganfall. Und die Tendenz scheint sich noch zu verschärfen, glaubt man einer weiteren Studie, die die altersstandardisierte DALY-Rate in Deutschland im Jahr 2021 bereits mit 21.020 DALY pro 100.000 Einwohner bemisst.[4] Das entspricht 21.020 „verlorenen" beziehungsweise mit Krankheit oder Behinderung verbrachten Lebensjahren!

Auch in meinem engen Umfeld sind chronische Erkrankungen weit verbreitet. Es gibt viele Fälle von Demenz, Übergewicht und Depression. Zudem sind in meiner Familie mütterlicherseits fast alle Frauen im Laufe ihres Lebens an Brustkrebs erkrankt. Habe ich bei diesem familiären Hintergrund überhaupt eine realistische Chance, wie Walter jahrzehntelang fit und gesund zu bleiben?

Ich mache einen Online-Test, der auf Grundlage statistischer Daten und epidemiologischer Studien angeblich Anhaltspunkte für die individuelle Lebenserwartung liefert. Mit jeder Frage, die man beantwortet, kann man quasi live dabei zusehen, wie die Lebensuhr nach oben oder unten ausschlägt. Als im Jahr 1995 geborene weibliche Person liegt meine durchschnittliche Lebenserwartung bei 88,2 Jahren. Nach der Abfrage meiner familiären Situation (in einer Partnerschaft) und der Anzahl der Stunden, in denen ich mich wöchentlich sportlich betätige (2 bis 5) steigt sie sogar noch weiter an. Ein niedriger BMI von unter 18 lässt mich dann allerdings fast zwei ganze Jahre verlieren, die ich durch meinen Hochschulabschluss aber umgehend zurückgewinne. Nach weiteren Angaben zum Unfallrisiko in meinem Job, dem Jahres-Bruttoeinkommen, Alkohol- und Zigarettenkonsum, Schlafdauer, Stresspegel, der Luftqualität meines Wohnorts und dem Anteil der über 90-Jährigen und Krebskranken in meiner Familie lautet das Ergebnis: 90,8 Jahre. Darunter der ermutigende Hinweis: „Falls Sie es schaffen, Stress besser zu managen und regelmäßige Vorsorgeuntersuchungen einzuplanen, können Sie Ihre maximale Lebenserwartung sogar auf 95+ Jahre steigern!"

Natürlich ist mir bewusst, dass Tests wie dieser vor allem eine Spielerei sind. Eine Garantie darauf, alt zu werden und von schweren Krankheiten verschont zu bleiben, gibt es nun mal nicht. Trotzdem will ich es nun genauer wissen: Ist die Lebenserwartung vor allem in unseren Genen programmiert oder können wir sie, wie der Test suggeriert, selbst nennenswert beeinflussen? Statistisch gesehen haben Verwandte von Centenarians, also von Menschen, die 100 Jahre oder älter werden, eine bessere Chance, ebenfalls ein hohes Lebensalter zu erreichen. Ein gutes Beispiel ist die britische Königsfamilie, deren Mitglieder fast durchgängig sehr alt werden und wurden: Queen Mother (1900–2002) erreichte ein Alter von 101 Jahren, ihre Tochter Queen Elizabeth II. (1926–2022) starb mit 96 Jahren und deren Mann Prince Philip (1921–2021) wurde 99 Jahre alt. Die Gene spielen also durchaus eine Rolle. Aber sie sind bei Weitem nicht alles: In einer dänischen Zwillingsstudie wurden 2.872 dänische Zwillingspaare untersucht, die zwischen 1870 und 1900 geboren wurden.[5] Die Studie, die zu den bekanntesten

Langzeitstudien zur Lebenserwartung zählt, wurde mit dem Ziel durchgeführt, den Einfluss von genetischen und weiteren Faktoren auf das Altern zu untersuchen. Das Ergebnis: Die Genetik bestimmt nur etwa 20 bis 25 Prozent der Lebenserwartung. Den Rest – ganze 80 Prozent! – machen Lebensstil und Umwelt aus. Als gute Nachricht lässt sich also festhalten: Unsere Lebenserwartung ist weder vorherbestimmt noch statisch. Stattdessen können wir selbst aktiv werden und etwas dafür tun, um die Wahrscheinlichkeit zu erhöhen, länger gesund zu leben.

Es stellt sich nur die große Frage: Was? Spätestens an dieser Stelle wird es Zeit, das omnipräsente Thema der „Longevity" einzuführen. Der mittlerweile auch in wissenschaftlichen Kreisen etablierte Begriff setzt sich aus den lateinischen Wörtern *longus* (= lang) und *vita* (= Leben) zusammen. Offiziell wird Longevity definiert als „die Fähigkeit, ein langes Leben zu führen, das über das artspezifische durchschnittliche Sterbealter hinausgeht" *(the ability to live a long life beyond the species-specific average age at death).*[6] Einigen Teilen der wachsenden globalen Longevity-Community reicht das jedoch nicht aus: Sie wollen nicht nur möglichst lange leben und dabei gesund altern, sondern den Alterungsprozess als solchen aufhalten oder sogar umkehren. So behauptet der australische Genetikforscher David A. Sinclair, einer der Shootingstars der Longevity-Szene, sein eigenes biologisches Alter bereits um zehn Jahre zurückgedreht zu haben. Wie ihm das angeblich gelungen ist? Durch die Einnahme zahlreicher Supplements, darunter NAD+, Resveratrol, Fisetin und Omega-3-Fettsäuren, den täglichen Genuss von zwei Tassen Matcha-Tee, regelmäßige Kältebäder, gezielte Stressreduktion und Meditation. Außerdem verfolgt Sinclair die OMAD (One-Meal-A-Day-Diät), wobei das Abendessen seine einzige Mahlzeit darstellt und er den Rest des Tages fastet.

Die Auffassung, dass das Altern eine lästige, aber immerhin heilbare Krankheit ist, vertritt auch der US-amerikanische Tech-Millionär Bryan Johnson. Er ist einer der international bekanntesten Biohacker, jener Menschen also, die Wissenschaft und Technologie dafür nutzen, ihre körperliche und geistige Leistungsfähigkeit gezielt zu optimieren. In einer kürzlich angelaufenen Netflix-Doku mit dem aussagekräftigen Titel „Don't die" definiert Johnson seine Motivation folgendermaßen: „Welches geniale Ziel gilt es im 21. Jahrhundert hier und jetzt zu erreichen? Ich sage: Es ist die Fähigkeit, unser selbstzerstörerisches Verhalten zu beenden und das Altern zu stoppen."[7]

Das Altern stoppen? Nicht sterben? Dass das für viele verlockend klingt, ist kein Wunder. Schließlich ist die Sehnsucht nach Unsterblichkeit und ewiger Jugend so alt wie die Menschheit selbst. In der Literatur schlägt sie sich unter anderem in der Legende vom Jungbrunnen oder in Figuren wie Goethes Faust und Oscar Wildes Dorian Gray nieder. Allerdings kann eine übermäßige Fixierung auf die eigene Verjüngung mitunter auch groteske Züge annehmen. Bryan Johnson selbst ist der Protagonist eines Anti-Aging-Experiments („Blueprint"), dessen Fortschritt er für seine Community online dokumentiert. So gut wie jede Minute des Tages hat Johnson dem Ziel verschrieben, sein biologisches Alter auf 18 Jahre zu senken. Dafür verzichtet der Millionär gänzlich auf

Zucker, Alkohol und verarbeitete Lebensmittel. Er ernährt sich vegan, wobei er seine letzte Mahlzeit um 11 Uhr vormittags zu sich nimmt. Außerdem absolviert er täglich dasselbe Fitnessprogramm, supplementiert über den Tag hinweg über hundert Nahrungsergänzungsmittel und hat sich sogar das Blutplasma seines eigenen Sohnes spenden lassen. Selbst Bryan Johnsons Schlaf folgt einem strikten Zeitplan: Jeden Abend begibt er sich um Punkt 20.30 Uhr ins Bett, das er pünktlich um 5 Uhr wieder verlässt. Das alles klingt ziemlich radikal und nicht zuletzt auch deshalb weltfremd, weil Johnsons Programm bei jährlichen Kosten von etwa 2 Millionen US-Dollar für Durchschnittsmenschen wohl kaum nachahmbar ist. Beginnt man, sich mit der Longevity-Szene zu beschäftigen, ahnt man ohnehin schnell, dass sich hinter dem Trend eine Milliardenindustrie verbirgt, die sich den gesellschaftlichen Selbstoptimierungstrend zunutze macht. Viele bekannte Biohacker werben für High-End-Longevity-Tools wie Kryotherapie-Kammern, hyperbare Sauerstoffkammern, Blutplasma-Transfusionen, Infrarotsaunen oder Stammzellentherapie. Aufgrund der hohen Kosten (eine Sitzung in der hyperbaren Sauer-

Die Genetik bestimmt nur etwa 20 bis 25 Prozent der Lebenserwartung. Den Rest – ganze 80 Prozent! – machen Lebensstil und Umwelt aus.

stoffkammer kostet bis zu 500 Dollar) sind diese Methoden jedoch nur für die wenigsten Menschen zugänglich. Zudem ist in vielen Fällen fraglich, ob die Maßnahmen tatsächlich langlebigkeitsfördernd wirken.

Es sind jedoch nicht nur die fehlende Zugänglichkeit und der Mangel an wissenschaftlicher Evidenz, die mich an den Empfehlungen der Biohacker zweifeln lassen. Während ich Bryan Johnson in einem YouTube-Video dabei zusehe, wie er mit einer Rotlichtkappe auf dem Kopf sein morgendliches Dehnprogramm durchführt und dabei ein „Super Veggie"-Frühstück aus gekochtem Gemüse und Linsen verzehrt, muss ich an Walter denken. An seine täglichen Spaziergänge, das Gärtnern und das gelegentliche Glas Rotwein mit Freunden. Er hat erreicht, was die meisten Biohacker anstreben: Ein langes und bis zuletzt körperlich und sozial aktives Leben – und das alles, ohne jeden Tag hunderte Pillen zu schlucken. Anstatt mich weiter mit Figuren wie Johnson zu beschäftigen, die sich dem fragwürdigen Ziel der Abschaffung des Todes verschrieben haben, beschließe ich, mich fortan besser auf jene zu fokussieren, die eine gesunde Langlebigkeit bereits erreicht haben. Auf Menschen wie Walter. Auf die vitalen Hundertjährigen dieser Welt.

Lange gesund leben: Erkenntnisse aus den Blue Zones

Ein Landwirt aus Costa Rica, der täglich mehrere Stunden im Sattel sitzt und seine Rinderherde zusammentreibt? Ein Italiener, der zur Frühschicht in seine Bar aufbricht? Eine Japanerin, die wöchentlich einen Tanzkreis besucht und Volkstänze aufführt? All diese Tätigkeiten erscheinen zunächst nicht weiter ungewöhnlich – bis man erfährt, dass jene, die sie ausüben, mindestens hundert Jahre alt sind. Sowohl José Ramiro Guadamuz Chavarría als auch Adolfo Melis und Kitanakagusuku Higa Mine bewohnen die sogenannten „Blue Zones". Als solche werden Regionen bezeichnet, in denen die Menschen überdurchschnittlich lange leben. Allerdings ist es hier nicht in erster Linie die moderne Medizin, die für eine verlängerte Lebensspanne sorgt, sondern der Lebensstil.

Die erste „Blue Zone" geht auf den belgischen Demografen Michel Poulan und den italienischen Mediziner Gianni Pes zurück. Auf einer Karte markierten sie mit blauer Tinte eine Region auf Sardinien, in der die Menschen besonders alt wurden. Populär machte das Konzept der Blue Zones später der amerikanische Forscher und Journalist Dan Buettner. Jahrzehntelang bereiste er die Welt, um jene Gegenden ausfindig zu machen, in denen die Menschen am ältesten werden und ihre Gesundheit am längsten erhalten. Insgesamt identifizierte Buettner fünf solcher Blue-Zone-Regionen: Sardinien (insbesondere die Provinz Ogliastra, die Barbagia Ollolai und die Barbagia Seulo), die japanische Insel Okinawa, die kalifornische Stadt Loma Linda, die Nicoya-Halbinsel in Costa Rica sowie die griechische Insel Ikaria. An all diesen Orten sprach Buettner mit ungewöhnlich alten Menschen und befragte sie zu ihrer Lebensweise. Was machen die Menschen in den blauen Zonen anders? Gibt es kulturelle oder soziale Ähnlichkeiten, die sich als „Langlebigkeitsgeheimnisse" identifizieren lassen? Die Ergebnisse dieser Recherchen wurden erstmals im Jahr 2005 in der Zeitschrift *National Geographic* unter dem Titel „The Secrets of Long Life“ veröffentlicht.[8] Tatsächlich war es Buettner gelungen, basierend auf seinen Beobachtungen eine Erklärung dafür zu finden, weshalb die Bewohner:innen der Blue Zones so viel länger und gesünder leben als der weltweite Durchschnitt. Der Journalist arbeitete Überschneidungen und Gemeinsamkeiten des Lebensstils heraus, die er in neun Langlebigkeitsprinzipien, den „Power Nine“, zusammenfasste.

DEEP DIVE: Power Nine

Die Menschen in den Blue Zones ...

... bewegen sich natürlich: Die meisten Blue-Zones-Bewohner:innen leben in Umgebungen, die dazu einladen, sich auf natürliche Weise zu bewegen. Der Weg zur Arbeit, zum Haus eines Freundes oder in die Kirche wird meist zu Fuß zurückgelegt. Oft haben die Menschen in den blauen Zonen einen eigenen Garten, den sie ohne die Hilfe technischer Geräte instand halten. Auffällig ist zudem, dass die ältesten Menschen der Welt in der Regel kaum Sport treiben. Sie besuchen kein Fitnessstudio oder stemmen schwere Gewichte, sondern bewegen sich täglich und moderat in ihrem Alltag.

... ernähren sich pflanzenbasiert: Die Basis der Ernährung bilden Hülsenfrüchte wie Fava, Soja, schwarze Bohnen und Linsen, die wertvolle Ballaststoffe liefern. Weitere wichtige Bausteine der Blue-Zones-Diät sind Vollkorngetreide, Gemüse, Obst, Nüsse und hochwertige Öle (z. B. Olivenöl). Insgesamt sind 90 bis 95 Prozent der Ernährung pflanzenbasiert. Fleisch (vor allem Schweinefleisch) wird durchschnittlich nur etwa fünf Mal pro Monat und nur in kleinen Portionen verzehrt. Außerdem verzichten die Bewohner der Blue Zones größtenteils auf Milchprodukte sowie auf raffinierten Zucker und Weißmehl.

... empfinden einen klaren Lebenssinn: Wer nicht weiß, warum er morgens aufsteht, wird weniger motiviert und engagiert durch den Tag gehen als jemand, der den Zweck seines Lebens klar benennen kann. Letzteres trifft auf die meisten Bewohner:innen der blauen Zonen zu. Sie alle haben ein „Warum“, das über ihre Arbeit hinausgeht. Die Bewohner:innen von Okinawa nennen es „Ikigai“, die Menschen auf Nicosia „plan de vida“. Wie Forschungen zeigen, kann ein Lebenssinn die Lebenserwartung um bis zu sieben Jahre erhöhen.

... hören auf zu essen, wenn sie zu 80 Prozent satt sind: Das Prinzip „Hara Hachi Bu“ ist ein jahrtausendealtes konfuzianisches Mantra. Bis heute wird es auf Okinawa traditionell vor jeder Mahlzeit gesprochen, um daran zu erinnern, mit dem Essen aufzuhören, sobald der Magen zu 80 Prozent gefüllt ist. Diese 80-Prozent-Regel verhindert ein Überessen und führt zu einer insgesamt geringeren täglichen Kalorienaufnahme, die mutmaßlich mit einer verbesserten Langlebigkeit in Verbindung steht.

... wissen mit Stress umzugehen: Auch in den Blue Zones sind die Menschen Stress ausgesetzt. Dieser führt zu chronischen Entzündungen, die mit typischen Alterserkrankungen assoziiert werden. Allerdings verfügen die Blue-Zones-Bewohner:innen über Strategien, um die unerwünschten Folgen von Stress zu verhindern: Auf Ikaria ist es die mittägliche „Siesta“, bei den Adventisten in Loma Linda das Gebet, auf Sardinien die „Happy hour“ mit Freunden. In Okinawa nimmt man sich jeden Tag einige Minuten Zeit, um der eigenen Ahnen zu gedenken. Gemeinsam ist diesen täglichen Routinen, dass sie dabei helfen, zur Ruhe zu kommen und Stress effektiv abzubauen.

... trinken Alkohol in moderaten Mengen: Dieser Punkt wird viele Leser:innen möglicherweise überraschen (und vielleicht freuen), aber tatsächlich lässt sich ein regelmäßiger, moderater Alkoholkonsum in den meisten der Blue Zones beobachten. Dabei leben Menschen mit moderaten Trinkgewohnheiten durchschnittlich sogar länger als solche, die gar keinen Alkohol trinken. Entscheidend ist jedoch das Wörtchen moderat: Anstatt exzessiv Alkohol zu konsumieren, werden in den Blue Zones gerne täglich ein oder zwei Gläser mit Freunden genossen, häufig zu einer Mahlzeit.

... stellen ihre Familien an erste Stelle: In den Blue Zones wird der Familie oberste Priorität eingeräumt. Eine Lebenspartnerin oder einen Lebenspartner zu haben, kommt häufig vor. Alte Eltern oder Großeltern werden oft im eigenen Haus untergebracht. Indem die Bewohner:innen der blauen Zonen auch ihren Kindern viel Zeit und Liebe schenken, erhöhen sie die Chancen, dass diese sich im Alter auch um sie kümmern und die Pflegeaufgaben übernehmen werden.

... gehören einer spirituellen oder religiösen Gemeinschaft an: Ein Großteil der Menschen in den blauen Zonen ist Teil einer Art von Glaubensgemeinschaft. Während es bei den Siebenten-Tags-Adventisten der regelmäßige Gottesdienstbesuch ist, wenden sich die Menschen in weiteren Blue Zones an ihre Ahnen oder nehmen an anderen glaubensbasierten Zusammenkünften teil. Ob es sich um religiöse oder spirituelle Gruppierungen handelt, scheint für den positiven Effekt auf die Langlebigkeit nicht relevant zu sein.

... sind sozial eingebunden: Gewohnheiten wie Rauchen oder übermäßiges Essen, das zu Übergewicht führt, können sich negativ auf die Langlebigkeit auswirken und werden oft durch das soziale Umfeld getriggert. Dieselbe Form sozialer Ansteckung scheint auch dann zu greifen, wenn es um gesundheitsfördernde Gewohnheiten geht. In Okinawa ist es üblich, dass sich etwa fünf Freunde zu kleinen Gruppen, sogenannten „Moais", zusammenschließen. In diesen verpflichtet man sich dazu, einander ein Leben lang zu helfen und beizustehen. Kurz gesagt: Wer in einer Gemeinschaft lebt, die gesunde Gewohnheiten pflegt, lebt in der Regel auch selbst gesünder – und damit länger.

Als ich zum ersten Mal von den „Power Nine" lese, bin ich erleichtert. Es scheint doch alles weniger kompliziert zu sein, als ich zunächst dachte und als es ein Teil der Longevity-Szene propagiert. Biohacking-Tools wie Kryotherapie oder der täglichen Gang in die Infrarotsauna mögen für einige Menschen nützlich sein. Das Fundament eines potenziell langen und vitalen Lebens bilden jedoch andere, viel grundlegendere Faktoren des Lebensstils wie die Ernährung, körperliche und geistige Aktivität, soziale Wertschätzung und stabile Beziehungen. Im Vergleich zu einem Tagesablauf wie jenem von Bryan Johnson, der Spontanität und Ausgelassenheit höchstens in sehr geringem Maße zulässt, scheinen die Centenarians in den Blue Zones in ihrem Alltag jedoch nicht zu leiden oder sich selbst zu geißeln – im Gegenteil. Sie wissen, warum sie morgens aufstehen, weil sie einen Lebenssinn für sich definiert haben. Sie fühlen sich sozial eingebunden und gebraucht. Die meisten von ihnen sind körperlich aktiv, priorisieren aber trotzdem – oder gerade deswegen – eine ausreichende Entspannung und Regeneration. Und sie genießen – sei es eine Mahlzeit, ein gutes Glas Wein oder das Zusammensein mit Familie und Freunden.

Bei näherer geografischer Betrachtung der Blue Zones fällt zudem auf, dass die Regionen jeweils sehr isoliert liegen. Abgesehen von Loma Linda handelt es sich durchweg um Inseln beziehungsweise um Halbinseln. Dieser Umstand zwingt die Menschen dazu, sich ihrer Umwelt anzupassen und in Einklang mit den natürlich vorhandenen Bedingungen zu existieren. Durch das enge Zusammenleben kommt es mitunter zu einer genetischen Vermischung, sodass bestimmte Faktoren, die das Leben in der jeweiligen Zone erleichtern, sowie die Tendenz zur Langlebigkeit weitervererbt werden. Außerdem befinden sich alle blauen Zonen auf einem ähnlichen Breitengrad. Inwieweit es einen Zusammenhang zwischen den klimatischen Ähnlichkeiten und dem hohen Lebensalter der Blue-Zones-Bewohner:innen gibt, ist bis dato unklar. Man kann sich jedoch leicht vorstellen, dass es in wärmeren Regionen automatisch leichter fällt, Zeit draußen zu verbringen und sich im Freien zu bewegen. Allerdings sind auch die Blue Zones keine unverwüstlichen Paradiese, an denen die Entwicklungen der modernen westlichen Gesellschaften spurlos vorübergehen. Viele Experten:innen sehen veränderte Ernährungsgewohnheiten als die wesentliche Ursache dafür, dass die Lebenserwartung in den Blue Zones tendenziell zurückgeht. In Okinawa und auf Sardinien wird die traditionelle pflanzenbasierte Ernährung zunehmend durch industriell hochverarbeitete Lebensmittel ersetzt. In Loma Linda haben Fast-Food-Ketten Einzug gehalten, die sich vor allem bei jüngeren Generationen großer Beliebtheit erfreuen. Außerdem droht ein Bedeutungsverlust der engen Dorfgemeinschaften durch Urbanisierung und Digitalisierung. Es scheint daher so, als sei es nur eine Frage der Zeit, bis die blauen Zonen ihren Langlebigkeitsvorteil einbüßen und aufgrund einer zunehmenden „Verwestlichung" des Lebensstils früher oder später womöglich ganz verschwinden werden.

Diese traurig stimmende Perspektive ändert jedoch nichts an der Gültigkeit der Lehren, die wir aus den Lebensgewohnheiten der Hochbetagten in den Blue Zones ziehen können. Denn wie bereits zu Beginn erwähnt: Ein langes Leben ist eben nur zu 20 bis 25 Prozent eine Frage der Genetik. Wie eklatant der Einfluss eines gesunden Lebensstils auf die Langlebigkeit ist, zeigt auch eine bekannte US-amerikanische Studie.[9] Forschende der University of Illinois analysierten darin Daten von über 700.000 US-Veteran:innen im Alter von 40 bis 99 Jahren. Der Fokus lag auf acht Lifestyle-Faktoren: Nichtrauchen, regelmäßige körperliche Aktivität, kein exzessiver Alkoholkonsum, erholsamer Schlaf, gesunde Ernährung, effektives Stressmanagement, Pflege sozialer Kontakte und kein Opioidmissbrauch. Das Ergebnis: Eine Kombination der acht genannten Faktoren steht mit einem signifikant geringeren Risiko eines frühzeitigen Todes in Verbindung. 40-jährige Frauen, die alle acht Faktoren berücksichtigten, konnten ihre Lebenserwartung um durchschnittlich 22,6 Jahre steigern. Bei gleichaltrigen Männern betrug der Zugewinn sogar 23,7 Jahre.

Diese Ergebnisse könnten hoffnungsvoll, vielleicht sogar euphorisch stimmen. Bei mir ist das jedoch nicht der Fall. Obwohl ich mich mittlerweile seit Wochen mit dem Thema Longevity beschäftige und verschiedene mehr oder weniger überzeugende Ansätze kennengelernt habe, ist meine innere Unruhe nicht verschwunden. Ich frage mich, ob ich genug tue, um meine Healthspan zu verlängern und von den in meiner Familie verbreiteten chronischen Erkrankungen verschont zu bleiben. Ich ernähre mich seit über zehn Jahren vegetarisch, trinke kaum Alkohol und achte darauf, täglich mehrere Portionen Gemüse und viele Hülsenfrüchte zu essen. Mindestens zwei Mal pro Woche mache ich Krafttraining im Fitnessstudio und zusätzlich ebenfalls zwei Mal wöchentlich ein einstündiges Barre- oder Pilatesworkout. Um mich auch im Alltag trotz meiner Bürotätigkeit regelmäßig zu bewegen, habe ich mir vor Kurzem ein Walking Pad angeschafft, das ich seither jeden Morgen unter meinen Schreibtisch rolle. Während ich meinen Arbeitstag beginne, gehe ich in mittlerer Geschwindigkeit und komme dabei in einer Stunde auf rund 7.000 Schritte. Außerdem lebe ich in einer glücklichen Partnerschaft und habe ein stabiles Netzwerk aus Freund:innen und Bekannten.

Allerdings gibt es auch in meinem Leben Bereiche, in denen es weniger rund läuft: Wie viele Menschen fühle ich mich fast durchgängig gestresst. Es fällt mir schwer, mich längere Zeit am Stück auf eine einzelne Aufgabe zu konzentrieren. „Du hast die Aufmerksamkeitsspanne eines Goldfischs", sagt mein Freund manchmal zu mir, wenn wir uns abends zusammen aufs Sofa setzen, um eine Serie zu schauen. Schon nach kürzester Zeit schweife ich ab und beginne, gedanklich meine To-do-Liste für den nächsten Tag durchzugehen. Häufig greife ich nach meinem Handy, um Nachrichten zu beantworten oder durch Social Media zu scrollen, während die Serie weiterläuft. In den Nächten schlafe ich oft nicht länger als sechs Stunden und wache am nächsten Morgen wie gerädert auf. An solchen Tagen fällt es mir besonders schwer, gesunde Routinen einzuhalten. Ich trinke zu wenig und vergesse den ganzen Tag zu essen, bis mich am Abend der Heißhunger einholt – an ein Prinzip wie das „Hara Hachi Bu" der Menschen in Okinawa ist in solchen Momenten nicht mehr zu denken.

Doch selbst wenn es mir gelänge, mein Stresslevel und meinen Schlaf in den Griff zu bekommen: Würde das bereits ausreichen, um meine Chancen auf ein langes, gesundes Leben signifikant zu steigern? Ist es überhaupt klug, Krafttraining zu betreiben, oder wäre es besser, sich nur moderat zu bewegen? Sollte ich mehr Olivenöl in meine Ernährung integrieren, wie es die Menschen auf Sardinien tun? Neben Vitamin D noch weitere Supplements einnehmen? Mit dem Meditieren oder mit Yoga beginnen? Die Vielzahl der Lebensbereiche, die für die Langlebigkeit eine Rolle spielen, überfordert mich. Es fällt mir schwer, mich auf einen von ihnen zu fokussieren. Wo soll ich anfangen, etwas zu verändern? Welche Stellschraube ist besonders relevant?

> *„Die Pflege des Darms ist die erste Bürgerpflicht für die Gesundheit überhaupt, die conditio sine qua non."*
>
> Henning Sartor

Um mehr Klarheit zu gewinnen, recherchiere ich weiter. Ich durchforste Stressmanagement-Ratgeber, lese Fachartikel über die gesundheitsfördernden Wirkungen von Ballaststoffen und mehrere sportwissenschaftliche Studien, darunter eine, die die Sterblichkeit französischer Teilnehmer der Tour de France untersucht. Schließlich ist es eine Tierstudie, die meine Aufmerksamkeit fesselt: Im Jahr 2017 untersuchten Forschende am Max-Planck-Institut für Biologie des Alterns in Köln den Einfluss der Darmflora auf die Lebensspanne und den Alterungsprozess.[10] Ihr Untersuchungsobjekt: der Türkise Prachtgrundkärpfling. Dass ausgerechnet dieser afrikanische Süßwasserfisch für eine Langlebigkeitsstudie ausgewählt wurde, erscheint zunächst paradox, da er für seine kurze Lebensspanne bekannt ist. Mit einer Lebensdauer von nur drei bis zwölf Monaten zählt er zu den am kürzesten lebenden Wirbeltieren. Allerdings ist der Fisch, gerade weil er alle Entwicklungsschritte vom Schlüpfen bis zum Sterben sehr rasch durchläuft, für die Altersforschung als Modellorganismus interessant. Das konkrete Anliegen der erwähnten Studie war es herauszufinden, inwieweit die Darmflora das Altern beeinflusst. Dafür töteten die Wissenschaftler mit Hilfe eines Antibiotikums sämtliche Darmbakterien von etwa neun Wochen alten Prachtgrundkärpflingen ab und setzten die Tiere anschließend in ein Becken mit umherschwimmendem Kot jüngerer Artgenossen. Indem die mittelalten Fische das Wasser „kosteten“, nahmen sie automatisch die Bakterien der jungen Fische auf, die sich daraufhin im Darm der Älteren ansiedelten. Mit einer auf diese Weise verjüngten Darmflora lebten die Fische etwa 40 Prozent länger als gewöhnlich und konnten auch ihre

Agilität bis zu einem für Prachtgrundkärpflinge greisen Alter von 16 Wochen erhalten.

Moment! Darmbakterien, die die Healthspan verlängern? Mein Interesse ist geweckt. Je tiefer ich in die Materie einsteige, desto häufiger springen mir die Stichworte „Darm“ und „Mikrobiom“ in Verbindung mit Longevity ins Auge. Es ist, als würde sich eine Linse scharf stellen und meinen Blick auf das Organ lenken, das – so wird mir immer bewusster – offenbar zu Recht als das Wurzelsystem des Menschen bezeichnet wird.

Schließlich höre ich einen Podcast mit dem Allgemeinmediziner und Darmspezialisten Dr. med. Henning Sartor, der es unmissverständlich auf den Punkt bringt: „Wer gesund alt werden möchte, muss sich um sein Darmmikrobiom kümmern – je früher, desto besser!“ Und weiter: „Die Pflege des Darms ist die erste Bürgerpflicht für die Gesundheit überhaupt, die conditio sine qua non. Erst danach kommen andere Faktoren wie die Vitalstoffversorgung oder die Bewegung.“ Sartor spricht über niedriggradige chronische Entzündungen, die unbemerkt über lange Zeit im Körper schwelen und das Risiko für chronische Erkrankungen erhöhen. Diese Entzündungsprozesse heißen „Silent Inflammation“. „Auch die Silent Inflammation beginnt meist im Bauch“, erklärt Sartor im Podcast. „Haben wir dort ein ungünstiges Milieu, ist es für bestimmte ‚böse‘ Darmmikroben leichter, Toxine zu bilden. Es kommt zu einer stillen Vergiftung, einer Silent Intoxication. Die daraus resultierenden Entzündungen begünstigen Zivilisationskrankheiten wie Alzheimer, Herz-Kreislauf-Erkrankungen, Diabetes-Typ-2 oder Depression.“

Ich spule mehrmals zurück, um mir die Stelle des Podcasts erneut anzuhören. Die Vorstellung, es könnte in meinem Darm Bakterien geben, die mich unbemerkt schleichend vergiften, beunruhigt mich nicht nur, sondern wirft auch eine ganze Reihe weiterer Fragen auf. Wie finde ich heraus, ob ich diese Killer-Mikroben in mir habe, und wenn dem so sein sollte, wie werde ich sie möglichst schnell wieder los? Was bedeutet es überhaupt, ein „günstiges" oder „ungünstiges" Milieu im Darm zu haben? Womöglich, so spinne ich den Gedanken weiter, liegt darin sogar der Schlüssel zum Langlebigkeitsgeheimnis der Centenarians. Bleiben die Hundertjährigen vor allem deshalb so lange vital und von chronischen Erkrankungen verschont, weil es ihnen gelingt, ihr Darmmikrobiom bis ins hohe Alter „jung" zu halten?

Das Geheimnis der Centenarians: Was lehrt uns das Mikrobiom der Hundertjährigen?

Wenn es jemanden gibt, der mir diese Frage beantworten kann, dann ist es Prof. Dr. med. Burkhard Schütz. Der Labormediziner und Mikrobiologe beschäftigt sich seit mehr als fünfundzwanzig Jahren mit den Zusammenhängen zwischen Mikrobiom, Langlebigkeit und chronischen Erkrankungen.

Ich besuche ihn an einem verschneiten Dezembertag im Firmensitz der Biovis Diagnostik MVZ GmbH in Limburg an der Lahn. Im Jahr 2004 hat Burkhard Schütz Biovis gegründet. Heute ist er wissenschaftlicher Leiter des Unternehmens, das sich auf innovative Labordiagnostik sowie individualisierte Befundinterpretationen und Therapiekonzepte spezialisiert hat. Das zumindest ist es, was ich vorab online recherchiert habe. Was genau ich mir unter den Diagnostik- und Behandlungsmethoden – vor allem im Bereich der Mikrobiomdiagnostik – vorzustellen habe, möchte ich im Gespräch mit Burkhard Schütz nun herausfinden.

Er empfängt mich in seinem großzügigen Büro im ersten Stock. Durch die gläserne Fensterfront hat man einen unverstellten Blick auf einen Baumarkt und die A3, auf der die Autos in Richtung Köln vorbeirauschen. Als Erstes möchte ich von Schütz wissen, wie hoch er die Bedeutung der Darmgesundheit für die Langlebigkeit einschätzt.

„Oh, enorm hoch“, erwidert er, ohne zu zögern. „Wir sehen das täglich in den Befunden sehr alter, gesunder Menschen. Ihr Mikrobiom weist oft dieselben charakteristischen Merkmale auf, die mit außergewöhnlicher Gesundheit und Langlebigkeit assoziiert sind.“

Doch welche Merkmale des Mikrobioms sind es, von denen Burkhard Schütz spricht? Und funktioniert das Ganze vielleicht auch umgekehrt? Kann ich meine eigene Darmflora so verändern, dass sie jener der Centenarians gleicht und auf diese Weise meine Chancen auf Langlebigkeit erhöhen?

Um nachvollziehen zu können, was den Darm der gesunden Hundertjährigen ausmacht, muss man zuerst wissen, dass sich unser Mikrobiom, also die Zusammensetzung der Gesamtheit der Mikroorganismen in unserem Darm, ein Leben lang verändert. Bereits die Geburt ist ein Schlüsselmoment, der darüber entscheidet, wie gut oder schlecht sich unser Darmmikrobiom in den folgenden

Jahrzehnten entwickelt. Bei einer vaginalen Geburt nehmen Babys auf ihrem Weg durch den Geburtskanal zahlreiche Darmbakterien der Mutter auf, vor allem Lactobazillen und Bifidobakterien. Ein Teil des mütterlichen Mikrobioms wird auf diese Weise an das Kind weitergegeben. Anders sieht es bei Kaiserschnittgeburten aus, die weltweit zugenommen haben. In Deutschland kommt mittlerweile etwa jedes dritte Kind per Kaiserschnitt zur Welt. Für das Mikrobiom ist diese Art der Entbindung ein Nachteil, da sich anstatt der positiven Keime der Vaginal- und Darmflora der Mutter Krankenhauskeime oder Bakterien ansiedeln können, die sich auf der Kleidung oder der Haut der Ärztinnen und Ärzte befinden. Dies kann die Entwicklung des kindlichen Immunsystems verlangsamen und insgesamt beeinträchtigen. Das Risiko für diverse Erkrankungen, darunter Allergien, Übergewicht, ADHS, chronisch-entzündliche Darmerkrankungen, Autoimmunerkrankungen und Stoffwechselstörungen, steigt.

Eine Methode, um die schlechteren Startbedingungen des Mikrobioms von per Kaiserschnitt geborenen Kindern auszugleichen, nennt sich „Vaginal Seeding“. Dabei wird versucht, die natürliche bakterielle Besiedlung nachzuahmen, indem man mit einem Tuch oder einer Mullbinde Vaginalsekret der Mutter über Mund und Haut des Babys streicht. Die vor allem in den USA, Großbritannien und Australien verbreitete Praxis ist jedoch aufgrund der erhöhten Infektionsgefahr umstritten.

Glücklicherweise gibt es aber noch weitere Möglichkeiten, um das Mikrobiom nach einer Kaiserschnittgeburt positiv zu beeinflussen. Wird das Kind gestillt, versorgt es die Muttermilch mit wichtigen milchsäureproduzierenden Bakterien, die für einen niedrigen pH-Wert im Darm sorgen. Ein saures Milieu schafft die besten Voraussetzungen für den Aufbau einer stabilen Darmflora und eines intakten Immunsystems. Etwa ab dem dritten Lebensjahr ähnelt das Mikrobiom des Kindes dem eines Erwachsenen und ist im Kern relativ stabil. Die Darmflora bleibt lebenslang anpassungsfähig und kann durch Faktoren wie Ernährung, Stress oder die Einnahme von Medikamenten (z. B. Antibiotika) beeinflusst werden. Auch die Umwelt spielt eine Rolle: Wer auf einem Bauernhof oder in einer Großfamilie lebt, hat meist ein diverseres Mikrobiom als Stadtbewohner:innen, Singles oder Menschen in Pflegeheimen.

Etwa ab 65 Jahren sinkt natürlicherweise die Vielfalt der Darmbakterien. Die Zahl nützlicher und entzündungshemmender Bakterien wie Bifidobakterien, Lactobazillen und Faecalibacterium prausnitzii nimmt ab. Parallel dazu kommt es zu einer Zunahme entzündungsfördernder Keime – darunter die sogenannten Proteobakterien, die aufgrund ihrer Schlüsselrolle bei der „Silent Intoxication" in diesem Buch noch öfter auftauchen werden. Die niedriggradigen chronischen Entzündungen, die mit zunehmendem Alter auftreten, werden auch als „Inflammaging" bezeichnet und gelten als wichtige Treiber des biologischen Alterns. Kurz gesagt, kommt es beim „Inflammaging" durch ein negativ verändertes Mikrobiom zu einer durchlässigen Darmbarriere („Leaky Gut"), was wiederum Entzündungen im Körper fördert. Darüber hinaus nimmt mit den Jahren die Funktion der Verdauungsorgane ab, sodass Nahrung weniger effektiv aufgespalten und verwertet werden kann. Eine einseitige und ballaststoffarme Ernährung, weniger Bewegung, soziale Isolation und die Einnahme von Medikamenten können das Darmmikrobiom und die Immunabwehr alter Menschen zusätzlich schwächen.

So weit, so gut. Was mich nun aber brennend interessiert, ist die Frage, weshalb die Hundertjährigen von diesen typischen altersbedingten Veränderungen offenbar verschont bleiben. Was unterscheidet ihre Därme von jenen kranker und gebrechlicher alter Menschen? Ich erzähle Burkhard Schütz von meinem Nachbarn Walter, von seinen täglichen Spaziergängen, seinem sozialen Eingebundensein und seinem friedlichen Tod mit hundertfünf Jahren. Ist es möglich, frage ich Schütz, dass auch Walters Darm zu seiner bemerkenswerten Vitalität und Lebensfreude beigetragen hat? Und wenn ja, was zeichnete sein Mikrobiom – und das anderer Menschen, die gesund hundert oder älter geworden sind – aus?

Während ich erzähle, lächelt Burkhard Schütz. Anschließend nickt er. „Wer so lange vital bleibt wie dieser Walter, hat es mit hoher Wahrscheinlichkeit geschafft, ein relativ intaktes Mikrobiom bis ins hohe Alter aufrechtzuerhalten. Tatsächlich gibt es bestimmte Merkmale, die sich in den Därmen gesunder alter Menschen fast immer nachweisen lassen."

Um seine Feststellung zu veranschaulichen, zeigt mir Burkhard Schütz den Befund einer 86-jährigen Patientin, die kürzlich bei Biovis eine Mikrobiomanalyse durchgeführt hat. Der mehrseitige Befund ist eng bedruckt mit Zahlen, Diagrammen, Balken und Begriffen, die für eine Laiin wie mich größtenteils unverständlich sind. Dementsprechend bin ich froh, dass Schütz mich auf die besonders wichtigen Parameter hinweist und sie jeweils kurz erklärt:

	Werte Patientin	Normbereich
pH-Wert	6,3	5,8–6,5
Diversität	6	>5,5
Enterotyp	1	–
Dysbioseindex	15	–
Ratio Firmicutes – Bacteroidetes	3,29	<3,0
Ratio Actinobacteria – Proteobacteria	1,2	>1,0
Ratio Prevotella – Bacteroides	0,12	>0,1
Akkermansia muciniphila	>5,1 x 10^9	>5,0 x 10^9
Gesamtkeimzahl Butyratbildner	>2,9 x 10^11	>2,4 x 10^11
Sek. Gallensäuren	–14,4%	–
Christensenellaceae	>3,9 x 10^10	>5,0 x 10^9

„Vor allem die Diversität der Darmbakterien ist entscheidend für die Langlebigkeit", erklärt Schütz. „Die Artenvielfalt ist bei gesunden Alten wie auch bei dieser Patientin meist noch recht hoch. Höher jedenfalls als bei den kranken Alten und oft auch höher als bei jüngeren Menschen."

Mit der mikrobiellen Diversität geht auch eine verbesserte Immunabwehr und Kolonisationsresistenz einher. So sind die Hundertjährigen besser vor dem Aufwuchern von Problemkeimen wie einigen Proteobakterien oder Enterobakterien geschützt. In ihren Därmen lassen sich stattdessen mehr nützliche Bakterien wie Akkermansia muciniphila nachweisen *(Tab. Zeile 8)*. Man kann sich diese wie die Grenzbeamten des Darms vorstellen, die die Darmbarriere schützen und antientzündlich wirken. Im Darm der betagten Patientin sowie im Mikrobiom vieler Centenarians finden sich zudem noch ausreichende Zahlen von Bakterien, die imstande sind, kurzkettige Fettsäuren zu produzieren. Unter diesen „Short-Chain Fatty Acids“ (SCFAs) gibt es drei besonders wichtige Vertreter, die man sich als die drei Musketiere des Darms vorstellen kann: Butyrat, Propionat und Acetat (Butyratbildner, *Tab. Zeile 9*). Diese essenziellen Stoffwechselprodukte sind unter anderem deshalb enorm wichtig, weil sie das Immunsystem regulieren, die Serotoninfreisetzung fördern und chronische Entzündungen reduzieren.

Auch der Gallensäurestoffwechsel *(Tab. Zeile 10)* der Centenarians unterscheidet sich von jenem kranker alter Menschen. Dieser vor allem für die Fettverdauung und den Cholesterinhaushalt wichtige Kreislauf findet in unseren Körpern vier- bis zwölf Mal täglich statt. Bei einem normalen Verlauf werden zunächst Gallensäuren in der Leber aus Cholesterin synthetisiert und anschließend in primäre Gallensäuren umgewandelt. Im terminalen Ileum, dem letzten Abschnitt des Dünndarms, werden etwa 95 Prozent der Gallensäuren rückresorbiert und über den sogenannten enterohepatischen Kreislauf zur Leber zurückgeführt. Die restlichen 5 Prozent gelangen in den Dickdarm, wo sie von Darmbakterien in sekundäre Gallensäuren umgewandelt werden. Ein Teil der sekundären Gallensäuren wird ebenfalls rückresorbiert, während der Rest mit dem Stuhl verloren geht.

Bei kranken alten Menschen ist der Prozess der Bildung, Umwandlung und Ausscheidung von Gallensäuren häufig so verändert, dass es zu einer Vermehrung von Desoxycholsäure (DCA) kommt. Diese toxische sekundäre Gallensäure kann die Entstehung von Darmkrebs, Gallensteinen und Entzündungen fördern. Viele Hundertjährige haben noch eine gute Gallensäure-Balance mit ausgewogenen Mengen an primären und sekundären Gallensäuren, ohne eine übermäßige Anreicherung von DCA, was sie vor den beschriebenen negativen Folgen schützt. Zudem gibt es ein Bakterium mit einem klangvollen Namen, das man bei besonders langlebigen Menschen in relativ hohen Zahlen gefunden hat: Christensenellaceae *(Tab. Zeile 11)*. Da es mit Schlankheit, gesunder Verdauung und Stoffwechselgesundheit assoziiert wird, gilt Christensenellaceae wie noch einige andere langlebigkeitsfördernde Spezies als „Anti Aging"-Bakterium.

Während ich Burkhard Schütz zuhöre, ahne ich noch nicht, wie sehr mich der Befund der alten Dame noch beschäftigen wird. Vorerst nehme ich mit, dass gesunde Hundertjährige über ein robustes, diversifiziertes Mikrobiom mit einem hohen Anteil nützlicher, antientzündlicher Mikroben und nur wenigen pathogenen, entzündungsfördernden Bakterien verfügen.

„Ein sehr, sehr wichtiger Punkt ist außerdem, dass wir im Mikrobiom der rüstigen und vitalen Hochbetagten nur wenige toxische Metabolite finden", fügt Burkhard Schütz hinzu.

„Toxische Metabolite? Sind das die Gifte, die auch für die Silent Intoxication verantwortlich sind?"

Schütz nickt. „Auch die Bakterien haben einen Stoffwechsel und bilden bestimmte Stoffwechselprodukte, die Metabolite. Die große Frage ist nur, ob es sich dabei um positive protektive oder um die dubiosen toxischen Metabolite handelt."

Die Darmbakterien sondern also Stoffwechselprodukte ab, die entweder „gut" oder „böse" sind und sich entweder positiv oder negativ auswirken können. Wie wichtig diese Unterscheidung ist, wird mir klar, als Schütz eine Auswahl der Krankheiten auflistet, die durch bakterielle Toxine, also die „bösen" Stoffwechselprodukte bestimmter Darmbakterien, begünstigt werden: Arteriosklerose, Herzinfarkt, Schlaganfall, Thrombosen, Diabetes mellitus, Depressionen und Alzheimer.

„Diese Toxine und toxinartigen Strukturen haben weitreichende Auswirkungen", beendet Schütz seine Aufzählung. „Man kann ihre Bedeutung gar nicht hoch genug einschätzen."

Wie bereits beim Hören des Podcasts mit Henning Sartor zum Thema „Silent Intoxication" beschäftigt mich anschließend vor allem: Wie kann man denn nun herausfinden, ob im eigenen Darm die Toxinbildner, von denen Sartor und Schütz sprechen, aktiv sind – ob man also womöglich unbemerkt vergiftet wird?

„Nun ja, es heißt ja nicht umsonst Silent Intoxication", sagt Burkhard Schütz. Lange Zeit spüre man die stille Vergiftung tatsächlich gar nicht. Allerdings gebe es einige Dinge, auf die man achten könne, um eine Toxinbildung zu verhindern und damit gleichzeitig die eigene Langlebigkeit zu unterstützen. „Man sollte damit beginnen, sich zu fragen: Habe ich ausreichend oft Stuhlgang? Ist die Konsistenz gut – ideal ist eine glatte und eher weiche Konsistenz. Wie ist es generell um mein Mikrobiom bestellt? Denn hat man eine gesunde Darmflora, hat man in der Regel auch mehr positive Metabolite, die antientzündlich und antioxidativ wirken. Entzündungsfördernde Metabolite haben es in einem optimalen Milieu deutlich schwerer, toxisch zu wirken, oder entstehen erst gar nicht."

Die Gleichung *gesundes Mikrobiom = weniger Toxine = weniger Entzündungen = verbesserte Gesundheit und Langlebigkeit* leuchtet mir sofort ein. Ich frage: „Und um zu erfahren, wie es meinem Mikrobiom geht, mache ich am besten eine Mikrobiomanalyse?"

Burkhard Schütz nickt. Allerdings sei es wichtig, eine Art der Analyse zu wählen, bei der auch tatsächlich die relevanten Parameter untersucht würden. Ein Blick auf die Bakterienstämme allein reiche nicht aus, um sich einen wirklich guten Überblick zu verschaffen. „Man kann sich den Darm ein bisschen wie ein Hotel vorstellen, in das unterschiedliche Gruppen von Gästen einchecken", erklärt der Labormediziner. „Manche davon sind Wunschgäste, die sich grundsätzlich respektvoll verhalten und dazu beitragen, dass das Hotel floriert. Andere Gästegruppen sind berüchtigt, quasi der Albtraum eines jeden Hoteliers. Sie sind dafür bekannt, dass sie leicht aggressiv werden, Krawalle anzetteln oder Gegenstände im Zimmer demolieren."

Die angenehmen Gäste sind die positiven Bakteriengruppen und die berüchtigten jene Darmbakterien, die zu oxidativem Stress, Darmschädigungen und systemischen Entzündungen führen – die Rowdys also. Mit einer molekulargenetischen Mikrobiomanalyse lassen sich die Präsenz und die Abwesenheit einzelner Spezies bestimmen. Der Befund ist die Gästeliste, auf der ersichtlich wird, wie viele Vertreter welcher Gruppen zum gegenwärtigen Zeitpunkt im Hotel beherbergt werden. So kann man auch herauslesen, wie viele Proteobakterien sich im Darm befinden, die imstande sind, toxische Metabolite, also giftige Stoffwechselprodukte, zu produzieren. Ob deren genetisches Potenzial zum Tragen kommt – die

„Man sollte damit beginnen, sich zu fragen: Habe ich ausreichend oft Stuhlgang?“

Burkhard Schütz

aggressiven Gäste im Hotel also tatsächlich randalieren beziehungsweise die potenziell problematischen Bakterien tatsächlich Gifte bilden – erfährt man allerdings erst durch eine Analyse des Metaboloms, des Bakterienstoffwechsels.

„Lange Zeit hat man versucht, spezifische Bakterienarten zu identifizieren, die bei bestimmten Erkrankungen vermehrt oder vermindert auftreten“, erklärt Burkhard Schütz. „Da die Zusammensetzung des Mikrobioms aber von Person zu Person stark variieren kann, ist diese taxonomische Herangehensweise oft wenig erfolgreich. Viel entscheidender als die Frage, ob bestimmte Bakterien im Darm vorhanden sind, ist ihre funktionelle Aktivität, also die Art und Menge der von ihnen gebildeten Metabolite.“

Diese Metabolite können direkt im Stuhl des Patienten gemessen werden. Im Rahmen der Diagnostik werden neben den Bakteriengruppen im Darm auch toxische und protektive bakterielle Stoffwechselprodukte untersucht, ebenso wie der Gallensäurestoffwechsel, die Funktion des Schleimhautimmunsystems und reizdarmrelevante Stoffwechselprodukte, die unter anderem einen großen Einfluss auf die Darm-Hirn-Achse haben. Die Messung des Bakterienstoffwechsels ermöglicht es, eine sehr viel präzisere und verlässlichere Aussage darüber zu treffen, wie es um das einzelne Mikrobiom bestellt ist. Anstatt nur ein mögliches Szenario zu beschreiben (bestimmte Bakterien *könnten* bestimmte Toxine bilden) weiß man anhand des Metaboloms, ob die Vermutung tatsächlich eingetreten ist. Das hat natürlich auch Folgen für die Therapie.

„Man sieht sehr genau, wo das Problem liegt, falls es eines gibt, und was man präventiv tun kann, um die Entstehung chronischer Krankheiten zu verhindern. Bei Erkrankungen sind die Veränderungen oft stärker und relativ spezifisch. Aber dank der Mikrobiom- und Metabolomanalysen kann man an bestimmten Stellen gezielt ansetzen, um dieser Symptomatik entgegenzuwirken."

Jetzt werde ich richtig hellhörig. „Um es noch mal in einfachen Worten zu wiederholen: Man kann anhand der Metabolite erkennen, ob jemand ein erhöhtes Risiko für eine chronische Krankheit hat?"

„Oh ja, bei neurodegenerativen Erkrankungen wie Morbus Alzheimer zum Beispiel sieht man eine enge Korrelation zwischen Floraveränderungen und der Ausprägung, also dem Krankheitsverlauf. Diese Veränderungen kann man schon relativ früh nachweisen, also bereits einige Jahre, bevor die Krankheit voraussichtlich ausbricht."

Ich denke an meine verstorbene demente Großmutter, die in ihrem Leben sicherlich keine Mikrobiomanalyse gemacht hat. Hätte sie ihr Mikrobiom rechtzeitig untersuchen lassen, hätte man die typischen Muster möglicherweise früh genug erkennen und gegensteuern können. Ich teile den Gedanken mit Burkhard Schütz und ernte ein zustimmendes Nicken.

„Vor allem wenn man in der Familie schon Alzheimerfälle hatte, sollte man das unbedingt rechtzeitig über Stuhl- und Blutuntersuchungen verifizieren. Dann kann man anfangen, präventiv zu arbeiten, um aus dem eigenen Zustand noch das Beste herauszuholen. Eine Mikrobiom- und Metabolomanalyse ist am sinnvollsten, wenn man selbst noch keine Symptome hat, aber ein klar erhöhtes Risiko."

Mich fasziniert, was Schütz mir erzählt. Gleichzeitig schockiert es mich, dass ich bis heute nichts von dieser Möglichkeit der Früherkennung wusste. „Aber wie kann es denn sein, dass das nicht common sense ist?", frage ich entsprechend ungläubig. „Ich meine, wenn jeder und jede regelmäßig das eigene Mikrobiom untersuchen würde: Wie viele chronische Krankheiten man damit verhindern könnte! Oder?"

Burkhard Schütz lächelt milde. „Das Problem in der heutigen medizinischen Welt ist ja, dass wir uns nicht die Zeit nehmen, um die Ursachen von Krankheiten wirklich zu verstehen. Man gibt den Kranken eine Tablette und versucht, sie ruhigzustellen, damit diese Menschen noch länger funktionieren. Aber das ist nicht unser Ziel. Wir möchten die Wurzel einer Erkrankung wirklich verstehen. Idealerweise können wir so frühzeitig einschreiten, dass es gar nicht erst dazu kommt."

Schütz bedauert, dass sich dieser präventive Ansatz hierzulande bislang nicht etabliert hat. Als Hauptgrund sieht er den zeitlichen Faktor. Zum einen könne es durchaus zehn bis zwanzig Jahre dauern, bis eine wichtige neue Erkenntnis wie die Relevanz des Metaboloms in den medizinischen Lehrbüchern auftauche. Zum anderen gehe eine sinnvolle, ursächliche Therapie generell mit einem erhöhten Zeitaufwand einher.

„Ein Arzt, der diese Form der ganzheitlichen, ursächlichen Medizin praktiziert, kann keine hundert Patienten am Tag behandeln. Dafür kann er denen, die er behandelt, aber viel stärker helfen. Es geht hier ja nicht um akute Erkrankungen – bei denen ist die klassische Medizin schon gut aufgestellt. Wir aber legen den Fokus auf chronische Erkrankungen, auf das Behandeln und Verhindern chronischer Erkrankungen. Das ist im Grunde unsere Stärke."

Je nachdem, welche Toxine oder weitere kritische Veränderungen im Metabolom gemessen werden, empfiehlt Burkhard Schütz eine andere Art der Therapie. „Man muss sehr gezielt vorgehen", betont der Labormediziner. Liegt beispielsweise eine Entzündung im Darm vor, sollten Ballaststoffe entgegen der üblichen Empfehlung nur sparsam zugeführt und stattdessen einschleichend mit fermentierten Lebensmitteln gearbeitet werden.

„Ein ganz neuer Bereich sind individualisierte Probiotika. Auf der Basis des Befunds und Tausenden von Studien gelingt es uns, genau die probiotischen Stämme und Präbiotika zu kombinieren, die für den Patienten und seine Erkrankung den optimalen Nutzen bringen. Damit kann man wirklich sehr, sehr gute Effekte erzielen. Diese Individual-Rezepturen werden in Zukunft mit Sicherheit noch weiter an Relevanz gewinnen."

Da ich nun verstanden habe, wie stark unsere Darmbakterien die Gesundheit und Langlebigkeit, aber auch die Entstehung und den Verlauf von Erkrankungen beeinflussen, möchte ich unbedingt erfahren, wie es um mein eigenes Mikrobiom bestellt ist. Lassen sich auch in meinem Darm toxische Stoffwechselprodukte nachweisen? Gibt es messbare Anzeichen für chronische Erkrankungen wie Alzheimer oder Depressionen, die in meiner Familie häufig vorkommen?

Burkhard Schütz verspricht, mir Material für Stuhl- und Kapillarblutentnahmen zukommen zu lassen, die für die Analyse des Mikrobioms und weiterer Parameter benötigt werden. „Wir müssen los", stellt er dann mit Blick auf die Uhr fest. Meine noch unbeantworteten Fragen werde ich Schütz also ein andermal stellen. Nun aber packen wir zusammen, um gemeinsam nach Köln zu fahren. Unter dem Titel „Mikrobolom 1.0" wird dort am nächsten Tag ein Seminar stattfinden, bei dem sowohl Burkhard Schütz als auch Henning Sartor Vorträge halten und ihre Perspektiven auf Darmdiagnostik und -therapie mit einem Fachpublikum teilen werden. „Mein Freund Henning kommt ja von der Praxisseite, das ist noch mal ein ganz anderes Feld als die Diagnostik. Außerdem hat er einen sehr direkten persönlichen Bezug zum Thema Darm. Aber dazu morgen mehr", verspricht Burkhard Schütz und macht mich sofort neugierig. Neben einer gemeinsamen Leidenschaft für die Darmgesundheit verbindet den Labormediziner und den Allgemeinarzt übrigens auch eine enge und ereignisreiche Freundschaft, der sich das folgende Kapitel widmet.

Freunde, Forscher, Pioniere: Henning Sartor und Burkhard Schütz

„Als Jugendlicher habe ich mein Leben aufgegeben. Ich habe mir gesagt: Es geht einfach nicht mehr weiter. Das ist jetzt das Ende."

Henning Sartor lässt den Blick durch den bis auf den letzten Platz gefüllten Seminarraum des Kölner Hotels schweifen.

„Meine erste Nahtoderfahrung hatte ich mit siebzehn Jahren. Ich habe nicht mitgezählt, wie viele danach noch folgten. Wie oft ich bei uns zu Hause am Tisch neben meiner Mutter saß und zu ihr gesagt habe: Ich schaffe es nicht mehr. Jetzt ist es vorbei. So anstrengend war das Atmen."

Der Arzt erzählt, dass seine gesamte Kindheit von Krankheiten des sogenannten atopischen Formenkreises – Asthma, Neurodermitis und Heuschnupfen – geprägt war. Weil er so häufig krank war, fehlte er oft in der Schule und musste verpassten Unterrichtsstoff nachholen.

„Am Ende habe ich gerade so die mittlere Reife geschafft."

Seine Mutter riet ihm zu einem Bürojob, aber Sartor wollte lieber etwas Handwerkliches machen und entschied sich für eine Elektrikerlehre. Während seiner Tätigkeit als Elektriker entwickelt Sartor ein immer größeres Forscherinteresse. Der Wunsch, die eigentlichen Ursachen eines Problems zu erkennen und bestmöglich zu korrigieren, überträgt sich schließlich auch auf seine eigenen Erkrankungen.

„Ich habe mir gedacht: Wenn ich es schaffe, die Fehler in elektrischen Geräten zu finden, könnte ich dann nicht auch versuchen, sie in meinem eigenen Körper zu finden? Ich wollte genau verstehen, was bei Erkrankungen im Organismus eigentlich passiert."

Gesagt, getan. Er holt sein Abitur auf dem zweiten Bildungsweg nach. Sein neues Ziel: ein Medizinstudium. Er strengt sich an, erzielt einen guten Notendurchschnitt und bekommt ohne Wartezeit einen Studienplatz im nahegelegenen Gießen.

Der Ort, an dem Burkhard Schütz und Henning Sartor einander zum ersten Mal begegnen, ist zweifellos ungewöhnlich. „Wohl nur die wenigsten Freundschaften beginnen in Anwesenheit einer Leiche – unsere schon", sagt Henning Sartor. Die beiden treffen im Jahr 1982 in einem Anatomiekurs der Universität Gießen aufeinander, anschließend verlieren sie sich vorerst aus den Augen. Henning Sartor geht am Ende des Studiums für zwei Monate nach Uganda.

„Die Medizinstudenten in Uganda waren insgesamt viel besser drauf als ich. Die hatten all das verinnerlicht, was im Studium in Deutschland meist nur als Multiple-Choice-Test abgefragt wird. Aber das Wichtige, das Praxisnahe, das hatte ich im deutschen Bildungssystem nicht gelernt. Was mache ich denn, wenn vor mir jemand umkippt? Das wusste ich nicht. Ich war völlig aufgeschmissen."

Wieder zu Hause, bewirbt er sich, um sein „Handwerk" richtig zu lernen, auf internistische und pädiatrische Stellen. Doch es ist gerade die Zeit der sogenannten Ärzteschwemme, die Stellen in deutschen Kliniken und Praxen sind knapp. Schließlich wird ihm eine Stelle in der Neonatologie in Siegen angeboten.

„Zwei Jahre lang habe ich kritisch kranke Früh- und Neugeborene behandelt", erklärt Henning Sartor.

Er macht seinen Facharzt in Anästhesiologie und eignet sich die Grundlagen der Akutmedizin an. „Ich war dann zwar Facharzt, wusste aber immer noch nicht mit meiner eigenen Krankheit umzugehen, sie also ursächlich zu behandeln. Als Anästhesist musste ich mir sehr oft die Hände desinfizieren. Die Desinfektionsmittel haben immer furchtbar gebrannt, weil meine Haut so kaputt war. Zu der Zeit war auch mein Asthma noch so schlimm, dass ich zeitweise gar nicht arbeitsfähig war."

Insgesamt achtzehn Jahre lang, von 1989 bis 2007, arbeitet Henning Sartor als Notarzt im Siegerland. Parallel dazu beginnt er, in einer Allgemeinarztpraxis zu arbeiten, und lernt dort die Grundlagen der internistisch geprägten Schulmedizin. Als Hausarzt fällt ihm rasch auf, wie viele Patient:innen mit Bauchproblemen zu ihm kommen. Sartor beginnt, sich stark für das Mikrobiom zu interessieren. Er macht eine orthomolekulare Medizinausbildung, in der er sich damit beschäftigt, wie die

Gesundheit des Einzelnen durch die Anwendung von Mikronährstoffen wie Vitaminen, Mineralien und Antioxidantien gezielt gefördert werden kann.

Die Frage „Wie lässt sich der Bauch sanieren?" beschäftigt ihn nicht zuletzt auch persönlich, da er mittlerweile ahnt, dass auch die Ursache seiner eigenen Allergien im Darm liegt. Als Allgemeinarzt empfiehlt er seinen Patienten häufig Probiotika – lebende Bakterien oder Hefen mit einer positiven Wirkung auf das Mikrobiom –, die am Institut für Mikroökologie in Herborn hergestellt werden. Erst später erfährt Henning Sartor, dass sein Ex-Kommilitone Burkhard Schütz die Präparate entwickelt hat. Anfang der 2000er-Jahre treffen sich die beiden zufällig bei einem Seminar in Wetzlar wieder.

„Ich lebte zu dieser Zeit in einem ganz kleinen Ort mit 385 Einwohnern", erzählt Burkhard Schütz. „In Nisterberg im Westerwald. Zu meinen Nachbarn kam ab und zu ein Arzt mit dem Motorrad. Als ich irgendwann mal meine Nachbarin fragte, was das denn für ein dubioser Typ sei, fiel Hennings Name."

Burkhard Schütz kontaktiert Henning Sartor. Ein paar Wochen später treffen sie sich in Herborn. Bei einem langen abendlichen Gespräch stellen die ehemaligen Studienkollegen fest, wie zahlreich ihre Gemeinsamkeiten sind.

„Und seither sind wir beste Freunde", sagt Henning Sartor. „Nicht nur ziemlich beste Freunde, sondern wirklich allerbeste Freunde."

Durch den Kontakt mit Burkhard Schütz eröffnet sich für Henning Sartor eine ganz neue Welt. Er probiert selbst probiotische Produkte aus, die Schütz empfiehlt, wodurch sich sein gesundheitlicher Zustand bereits bessert. Einen besonders einschneidenden Wendepunkt in seiner Geschichte markiert jedoch ein Tag im Jahr 2003, an dem Sartor in der Praxis ein Patient gegenübersitzt, der an Morbus Crohn litt, einer chronisch-entzündlichen Darmerkrankung.

Der Patient erklärt, er sei so lange nicht mehr da gewesen, weil er sich fit fühle wie ein Turnschuh. Er habe keine Durchfälle mehr, kein Blut im Stuhl und keine Bauchbeschwerden. Außerdem nehme er keinerlei pharmakologische Medikamente mehr ein.

Keine Medikamente? Henning Sartor kann das zunächst nicht glauben. Er fragt nach, was der Patient denn gemacht habe. „Eine Mayr-Kur", lautet die prompte Antwort.

Den Namen F. X. Mayr hat Henning Sartor zu dem Zeitpunkt noch nie gehört. Neugierig geworden, informiert er sich über den österreichischen Arzt und die von ihm begründete ganzheitliche Gesundheits- und Fastenmethode. Parallel dazu tauscht er sich mit Burkhard Schütz aus: Was passiert denn mit dem Mikrobiom, wenn man vorübergehend nichts isst? Warum können Allergien nach einer gründlichen Säuberung des Darms schneller abheilen? Schließlich meldet sich Henning Sartor zu seiner ersten Mayr-Kur an. Die klassische Variante der Kur dauert vier Wochen, wobei nach einer Woche Vorbereitung meist etwa eine Woche streng gefastet und anschließend zwei Wochen lang die Nahrungsmenge stufenweise wieder erhöht wird.

„Die erste Kur war schon sensationell", erinnert sich der Allgemeinmediziner. „Es ging mir Tag für Tag besser. Nach der zweiten Kur war ich so stabil, dass ich meine

Medikamente absetzen konnte. Und seit der dritten Kur bin ich gesund. Ich habe keine Neurodermitis mehr, auch kein Asthma, nur noch ein bisschen Heuschnupfen in der Saison. Ich bin jetzt fast 67 Jahre alt und mir geht es wirklich richtig gut. "

Die Ausbildung zum Mayr-Arzt war ein Game Changer für Henning Sartor und seine Patient:innen.

„Wenn ich in dieser Welt etwas zu sagen hätte, würde ich F. X. Mayr posthum den Nobelpreis verleihen", sagt er. „Er hat gleich auf zwei Gebieten herausragende Arbeit geleistet: Einerseits im Bereich Anti-Aging und Zellgesundheit, aber eben auch im Bereich der Darmgesundheit."

Angeregt durch F. X. Mayr und seine Arbeit versteht Sartor, dass es sich auch bei seinem Asthma im Grunde um eine Darmkrankheit handelt, und kann sich von seinen jahrzehntelangen Beschwerden befreien. Viele Jahre lang war er Vorstandsmitglied der Internationalen Gesellschaft der Mayr-Ärzte und gab sein Wissen als Ausbilder an die nächste Generation weiter.

Und Burkhard Schütz? Auch er ist über mehrere Umwege und zunächst alles andere als freiwillig zum Thema Darm gekommen. Nach dem Studium arbeitet er in der Universitätskinderklinik in Gießen in der Abteilung Hämatologie und Onkologie. Schnell stellt er jedoch fest, dass sein eigentliches Interesse im Labor und im Bereich der Forschung liegt. Der junge Arzt bewirbt sich auf eine Stelle in der Virologie und wird ab 1990 Teil einer japanischen Arbeitsgruppe. In Tokio beschäftigen sich die Forschenden mit Fragestellungen der Onconeogenese, also mit Prozessen der Krebsentstehung.

„Wir haben eigentlich 24 Stunden am Tag gearbeitet", erzählt Burkhard Schütz. „Das gesamte Team hat mit funkelnden Augen über die Dinge gesprochen, mit denen wir uns beschäftigt haben. Ich habe mit großer Passion Grundlagenforschung betrieben und gedacht, dass ich das von nun an immer tun werde. Aber dann wurde ich krank."

Mit Ende zwanzig bekommt Burkhard Schütz eine schwere Diagnose und darf fortan nur noch maximal drei Stunden pro Tag arbeiten. „Dann war das natürlich nichts mehr mit der Grundlagenforschung", sagt er. Stattdessen schreibt Schütz einige Bewerbungen. Aufgrund der Ärzteschwemme und Schütz' gesundheitlichen Einschränkungen gestaltet sich die Jobsuche allerdings schwierig. Dennoch erhält er zwei Zusagen und entscheidet sich für eine Stelle am Institut für Mikrobiologie und Biochemie in Herborn.

Schütz bekommt einen unbefristeten Arbeitsvertrag und Eingliederungshilfe, weil er nach seiner Krankheit als schwerbehindert gilt. Doch der Einstieg ist für ihn nicht leicht: Als jemand, der modernste molekulargenetische Verfahren wie die DNA-Sequenzierung bereits beherrscht, fällt es Burkhard Schütz schwer, sich in dem wenig progressiven Umfeld einzufinden. „Am Anfang musste ich Stuhlproben auf Agarplatten ausstreichen. Mein Gott, habe ich gedacht, das ist ein Abstieg!"

> *„Sich um den Darm zu kümmern, ist zugleich Vorsorge und Fürsorge."*
>
> Burkhard Schütz

Schließlich bekommt das Institut jedoch zunehmend Probleme mit individuell hergestellten Impfstoffen, die aus köpereigenen Krankheitserregern eines Patienten gewonnen werden, sogenannten Autovakzinen. Burkhard Schütz bietet seine Hilfe an. Er standardisiert die Autovakzine sowie weitere Produkte. Außerdem konzipiert er neue Probiotika, die das Institut in Herborn teilweise heute noch anbietet – und die auch Henning Sartor kurz darauf schon seinen Patienten empfiehlt. Schütz macht daraufhin Karriere. Er wird zum ärztlichen Leiter ernannt und übernimmt eine Abteilung mit hundert Angestellten. Doch Burkhard Schütz will mehr.

„Ich hatte eine klare Vision. Ich wusste, dass die Diagnostik nicht nur aus Stuhlfloraanalysen bestehen kann, wie das Institut sie machte." Schütz entwickelt ein Konzept für ein Labor der Zukunft, das er wenig später seinem Chef vorstellt. Doch der winkt ab.

Bei einer Veranstaltung lernt Burkhard Schütz bald darauf einen Mann kennen, der eineinhalb Jahre zuvor ein eigenes Labor gegründet hatte, das aber nur schlecht lief. Der Labormediziner sieht seine Chance gekommen: Er kündigt seine alte Stelle und hilft seinem neuen Geschäftspartner dabei, dessen Unternehmen von Grund auf neu aufzubauen. Zu Beginn erreichen das Labor keine fünfzig Proben täglich. Nach vier Jahren sind es pro Tag bereits 600. Trotz des Erfolgs zerbricht die geschäftliche Beziehung nach einigen Jahren und Schütz muss sich abermals neu orientieren.

2004 gründet er Biovis. Um das nötige Startkapital aufzutreiben, investiert er seine eigenen finanziellen Rücklagen und gewinnt zwei Investoren. Der Sitz des Labors, das zu Beginn noch „Institut für naturheilkundliche Diagnostik und Präventivmedizin" heißt, ist eine alte Produktionshalle in der hessischen Gemeinde Niedernhausen. Die Anfahrt ist schwierig, es gibt nur drei Parkplätze und Fenster und Türen müssen mit Isolierband abgeklebt werden, weil sie nicht richtig schließen.

„Der Start war sicherlich holprig", sagt Schütz. „Aber über die Jahre habe ich wunderbare Menschen gefunden, die ein großes Interesse und fachliches Know-how mitbringen. Alles, was heute diagnostisch möglich ist, kann ich mit diesen Menschen umsetzen."

Nach etwa sechs Jahren hat sich Biovis bereits so gut entwickelt, dass das Labor eigene Akzente setzen und Innovationen vorantreiben kann. Heute ist es ein internationales Unternehmen mit über 300 Mitarbeitenden, das sich als Pionier auf dem Gebiet der Mikrobiom- und Metabolom-Diagnostik etabliert hat.

Schon lange arbeiten Henning Sartor und Burkhard Schütz nun gemeinsam daran, das Bewusstsein für die Bedeutung von Stoffwechselprozessen und Toxinen im Darm zu schärfen. Die beiden halten zahlreiche Vorträge im In- und Ausland und geben ihr Wissen im Rahmen von Aus- und Weiterbildungen an junge Ärzte weiter.

„Ich denke, dass wir uns sehr gut ergänzen", meint Henning Sartor. In jährlichen intensiven Klausuren gleichen die beiden Freunde ihre Vorstellungen miteinander ab und entwickeln davon ausgehend neue Ideen und Konzepte für Diagnostik und Therapie.

„Das klingt jetzt alles so toll", sagt Burkhard Schütz. „Aber wir haben auch sehr viel Widerstand erfahren."

Die Mikrobiomdiagnostik und -therapie, wie Schütz und Sartor sie vertreten, wird von vielen Schulmedizinern nach wie vor kritisch betrachtet. Zwar gibt es gute klinische Studien, die die Zusammenhänge belegen, doch im Praxisalltag spielt das häufig keine Rolle.

„Eine wirklich sinnvolle Diagnostik wird in der Regel gar nicht gemacht", sagt Schütz. „Stattdessen erscheint der Patient mit Heiserkeit, Schnupfen oder Verstopfung und bekommt vom Arzt irgendetwas aufgeschrieben, das die Symptome lindert. Fertig. Pro Quartal stehen einem Arzt, je nach Fachrichtung, nur ein paar Euro pro Patient für Diagnostik zur Verfügung. Das ist nichts. Und die Ärzte, die ihren finanziellen Rahmen nicht ausschöpfen, also keine Diagnostik machen, erhalten auch noch eine Prämie."

Sartor und Schütz wollen keine Front aufbauen. Dennoch setzen sie sich bewusst in einen Widerspruch zu bestimmten strukturellen und weltpolitischen Interessen, die mit Krankheit Geld verdienen möchten.

„Von manchen Menschen werden wir als Geschäfteverderber wahrgenommen, weil wir für eine Medizin stehen, die ursächlich gesund macht", sagt Henning Sartor. „Unser Ziel ist es, dass Menschen möglichst lange und richtig gesund leben – die Longevity also gestärkt wird."

Burkhard Schütz stimmt zu. „Viele Patienten denken, mit einer Koloskopie im Abstand von einigen Jahren hätten sie sich bereits ausreichend um ihren Darm gekümmert. Die Darmspiegelung ist auch ohne Zweifel eine wichtige Form der Vorsorge, dank der Tumore frühzeitig erkannt werden können. Allerdings wissen wir dadurch noch nicht, wie es um das Mikrobiom bestellt ist, wie die Darmschleimhaut funktioniert, ob es stille Entzündungen gibt oder ob Fäulnisbakterien im Darm aktiv sind. In

„Unser Ziel ist es, dass Menschen möglichst lange und richtig gesund leben – die Longevity also gestärkt wird."

Burkhard Schütz, Henning Sartor

einem gesunden Darmmilieu kann Darmkrebs gar nicht erst entstehen."

Würden beim Hausarzt überhaupt Stuhlanalysen durchgeführt, handele es sich meist um Einzelparameter-Untersuchungen. Diese ermöglichen nur sehr begrenzte Aussagen über einzelne Stellschrauben im Bakterienstoffwechsel.

Eine umfassende Stuhlanalyse, die den gesamten Stoffwechsel betrachtet, sei bis dato jedoch keine Kassenleistung und müsse privat übernommen werden. „Wenn es nach mir ginge", so Sartor, „würde jeder Patient mit chronischen Beschwerden regelmäßig sein Mikrobiom und Metabolom untersuchen lassen. Die Untersuchungen würden von der Krankenkasse übernommen. Ich bin kein Ökonom, aber das muss man auch nicht sein, um zu begreifen: Wenn man mehr Bürgerinnen und Bürger dabei unterstützen würde, ihren Pegel von Intoxikation und Inflammation effektiv zu senken und ihre Gesundheit auf diese Weise zu fördern, würden auch die volkswirtschaftlichen Krankheitskosten stark sinken. Das Argument, dass Mikrobiom- und Metabolomanalysen für die Krankenkassen zu teuer sind, halte ich daher für Unsinn."

Die Mikrobiomdiagnostik und -therapie bezahlbar und somit möglichst vielen Menschen zugänglich zu machen, ist auch Burkhard Schütz ein großes Anliegen.

„Das Wissen muss in die Welt, denn die Mikrobiom- und Metabolomdiagnostik ist eine ganz wichtige Form der Prävention“, sagt der Labormediziner. „Und Prävention ist Fürsorge. Ich würde mir wünschen, dass das noch viel mehr Menschen verstehen.“

Die Schattenseite

Einblicke in das Mikroben-Hotel: Wer wohnt in unserem Darm?

Zu behaupten, die Vorträge von Schütz und Sartor hätten mich zu einer neuen Person gemacht, wäre wohl übertrieben. Und dennoch: Als ich am späten Samstagnachmittag den Seminarraum des Kölner Hotels verlasse, spüre ich deutlich, wie sich mein Blick auf mich selbst und meine Mitmenschen verändert hat. Während ich am Taxistand warte, beobachte ich die vorübereilenden Passanten. Es ist kurz vor Weihnachten, einige Kölnerinnen und Kölner tragen große Tüten mit Weihnachtseinkäufen. Ein Kind in einem knallroten Schneeanzug wird im Buggy geschoben und isst eine mit Puderzucker bestäubte Waffel. Ein Mann verschlingt, telefonierend und einen silbernen Rollkoffer hinter sich herzerrend, in wenigen schnellen Bissen ein dick belegtes Baguette. Dann hält das Taxi in der Parklücke. Der Taxifahrer niest mehrmals und schnäuzt sich die wunde Nase, bevor er aussteigt und mein Gepäck im Kofferraum verstaut. Weiß er, dass sein Darm seine Infektanfälligkeit wesentlich beeinflusst? Ich stelle mir vor, dass all diese Menschen schlagartig durchsichtig würden, sodass ich ihre Mikrobiome sehen könnte. Ein Gewusel verschiedenfarbiger und unterschiedlich geformter winziger Wesen, die sich in meinem eigenen und in den mich umgebenden Bäuchen tummeln.

Bakterien bilden die größte Gruppe unserer Darmmitbewohner. Daneben befinden sich in unserem Mikrobiom aber auch Pilze (vor allem Hefen), Viren, Archaeen, Protozoen und weitere Mikroben. Würden wir anders leben, wenn die Billionen von Mikroorganismen, die in uns und in anderen existieren, tatsächlich sichtbar wären? Würden wir stärker darauf achten, was wir essen, wie wir uns bewegen, wie wir mit Stress umgehen? Hätten wir einen insgesamt achtsameren und darmfreundlicheren Lebensstil?

Als grundsätzlich gesundheitsbewusste und -interessierte Person ist mir der Hype, den das Mikrobiom in den letzten Jahren erlebt hat, natürlich nicht entgangen. Er erscheint mir auch berechtigt angesichts der zahlreichen lebensnotwendigen Aufgaben, die die Mikrobengemeinschaft in unserem Bauch für uns übernimmt. Neben der bekanntesten Funktion, der Verdauung, ist das Darmmikrobiom auch an der Produktion von Vitaminen, Hormonen und Neurotransmittern beteiligt. Es kann vor Krankheitserregern schützen und den Blutzucker, den Fettstoffwechsel sowie das Sättigungsgefühl regulieren. Auch die Auswirkungen auf die Psyche sind nicht zu unterschätzen. Wie fit und wohl sich jemand fühlt, ob er oder sie reine Haut hat, krankheitsanfällig ist, mit Allergien oder Heißhunger zu kämpfen hat, vorzeitig oder langsam altert – all diese und noch viele weitere Faktoren werden durch unser Mikrobiom beeinflusst.

Wenngleich mir die grundsätzliche Bedeutung des Darms und der Darmbakterien für die Gesundheit auch bisher schon bewusst war, hat sich meine Perspektive auf das Thema nach dem Seminar mit Schütz und Sartor um eine entscheidende Dimension erweitert. Seit ich denken kann, habe ich mich als Individuum betrachtet, als eine unabhängige und autonome Person. Nach allem, was ich in den letzten Stunden gehört habe, muss ich jedoch einsehen, wie falsch diese Vorstellung war – zumindest in gewisser Hinsicht. Die meisten von uns verbringen einen Großteil ihrer Zeit in geschlossenen Innenräumen, im Büro oder in der eigenen Wohnung. Gerade in Großstädten fällt es unter diesen Bedingungen leicht zu glauben, Ökosysteme würden nur außerhalb von uns existieren. Irgendwo draußen, in der freien Natur. In Wahrheit aber beherbergen wir selbst hochkomplexe Ökosysteme. Neben dem Darmmikrobiom gibt es in unserem Körper noch einige weitere Mikrobenkolonien, etwa auf der Haut, im Mund oder im Vaginalbereich. Allerdings weist der Darm die höchste Vielfalt an Mikroorganismen auf. Insgesamt haben wir etwa zehnmal mehr Darmbakterien als eigene Körperzellen. Man könnte auch sagen: Wir sind mehr bakterielle als menschliche Wesen!

Ein weiterer Fakt, der mich besonders beeindruckt hat: Über 99 Prozent unseres Genpools stammt von Mikroorganismen. Während das menschliche Genom nur circa 23.000 Gene umfasst, verfügt das Mikrobiom über rund drei Millionen Gene. Vor diesem Hintergrund erscheint es umso absurder, dass wir als Menschen dazu neigen, uns selbst als die „Krone der Schöpfung" zu betrachten. Wir sind nicht einfach isolierte, sterile Körper, die unabhängig von der Natur und anderen Organismen existieren. Im Gegenteil: Ohne die Bakterien, die in und auf uns leben, ohne ihre wichtigen schützenden und regulierenden Eigenschaften, könnten wir schlichtweg nicht existieren.

Die Beschäftigung mit dem menschlichen Mikrobiom hat, so gesehen, auch eine philosophische Ebene. Sobald man beginnt, den Menschen als ein Ökosystem zu betrachten, das Billionen von Mikroorganismen einen Lebensraum bietet, stellt sich die Frage „Wer bin ich?" plötzlich ganz neu. Vielleicht erübrigt sie sich auch vollständig und sollte stattdessen durch eine andere Frage ersetzt werden, die Journalisten des *Nature Magazine* in einer Sonderausgabe zum humanen Mikrobiom folgendermaßen formuliert haben: „Who are we?"[11] Wer sind wir? Oder, um einen bekannten populärwissenschaftlichen Buchtitel zu zitieren: „Wer bin ich – und wenn ja, wie viele?"[12]

Die nicht-philosophische Antwort auf diese Frage lautet: rund 100 Billionen. So viele Mikroorganismen besiedeln Schätzungen aus dem Jahr 1972 zufolge unseren Magen-Darm-Trakt.[13] Würde man all diese Mikroben wiegen, käme man auf ein Gewicht von eineinhalb bis zwei Kilogramm – das ist in etwa vergleichbar mit dem Gewicht unseres Gehirns. Neuere Forschungen zweifeln die Menge von 100 Billionen jedoch an und gehen stattdessen von ungefähr 39 Billionen Darmbakterien aus.[14] Aber ob in unserem Darm nun Bakterien in vierzehn-

oder fünfzehnstelliger Summe existieren: Es bleibt eine unvorstellbar große Zahl!

Selbst mir als medizinischer Laiin leuchtet sofort ein, dass die Erforschung dieser riesigen und dynamischen Mikrobengemeinschaft eine komplexe und möglicherweise nie abgeschlossene Aufgabe ist. Ich stelle mir die Arbeit einer Mikrobiomforscherin in etwa wie jene einer Astronomin vor. Egal mit wie viel Fleiß und Ehrgeiz diese ihrer Tätigkeit nachgeht, sie wird doch niemals das gesamte Universum bis in den letzten Winkel betrachten und verstehen können.

In Anbetracht des hochkomplexen Untersuchungsgegenstands ist es umso beachtlicher, welche großen Sprünge die Mikrobiomforschung in den letzten Jahrzehnten gemacht hat. Noch vor der Jahrtausendwende konnte man das Darmmikrobiom nur durch Kultivierung untersuchen. Bakterien und Pilze wurden im Labor in Nährmedien gezüchtet – ein Nachteil, da in Petrischalen nur ein kleiner Teil der Keime überhaupt wachsen kann. Dieses Problem wurde in den 2000er-Jahren durch die Entwicklung des sogenannten *Next Generation Sequencing* (NGS) gelöst. Diese innovative Methode der DNA-Sequenzierung ermöglicht es, das Mikrobiom und seine bakterielle Zusammensetzung detailliert zu analysieren. Die Bedeutung dieses Fortschritts kann man gar nicht hoch genug einschätzen. Durch die Analyse der Erbsubstanz der Bakterien konnte nun eine Vielzahl bis dato noch unbekannter Bakterienarten bestimmt werden. Zugleich wuchs das Interesse am Darmmikrobiom als Forschungsfeld und die Zahl entsprechender Veröffentlichungen stieg in den folgenden Jahren rasant an.

Ein weiterer wichtiger Meilenstein in der Mikrobiomforschung war das von 2007 bis 2016 durchgeführte *Human Microbiome Project* (HMP). Ein wesentliches Ziel der groß angelegten Initiative war die Kartierung und Analyse der Mikroorganismen in verschiedenen Körperregionen. Zudem sollte das Zusammenspiel des Mikrobioms mit bestimmten Erkrankungen untersucht werden. Die Ergebnisse des HMP unterstreichen, wie eng eine Dysbiose, also ein Ungleichgewicht im Mikrobiom, mit Krankheiten wie Diabetes, Autoimmunerkrankungen und psychischen Störungen verknüpft ist. Außerdem machte das Projekt deutlich, dass so etwas wie ein „Standardmikrobiom" nicht existiert.

Kein Mikrobiom gleicht dem anderen. Stattdessen haben wir alle einen mikrobiellen Fingerabdruck, der ebenso einzigartig ist wie der Fingerabdruck am Daumen. Der große Unterschied besteht jedoch darin, dass wir letzteren nicht verändern können, während die Zusammensetzung unseres Mikrobioms durchaus dynamisch und wandelbar ist. Wir können mitentscheiden, wer in dem Mikrobenhotel in unserem Bauch wohnt. Allerdings haben wir im Gegensatz zu normalen Hoteliers nicht die Möglichkeit, randalierende Gäste einfach rauszuschmeißen oder ihnen kurzerhand Hausverbot zu erteilen. Oft merken wir nicht einmal, dass sie sich in unser Hotel eingeschlichen haben. Oder wir erkennen ihre dunklen Absichten erst, wenn sie ernsthaften Schaden anrichten, etwa die Vorhänge in der Lobby anzünden oder die „guten" Gäste durch ihr rüpelhaftes Verhalten so sehr verstören, dass diese frühzeitig abreisen. Wenn wir die störenden Gäste aber nicht gezielt entfernen können: Wie können wir dann trotzdem dafür sorgen, dass sie unser Hotel schnellstmöglich verlassen und keine weiteren Vertreter ihrer Art bei uns einchecken? Kurz gesagt: Indem wir eine Umgebung schaffen, die unseren Wunschgästen ausgesprochen gut, den Rowdys hingegen überhaupt nicht gefällt. Bezogen auf den Darm wird diese Umgebung als „Milieu" bezeichnet. Gelingt es uns, ein günstiges Milieu im Darm zu schaffen, werden sich dort mit hoher Wahrscheinlichkeit mehr positive und weniger schädliche Mikroben ansiedeln. Schließlich leben wir mit unseren Darmbewohnern in einer symbiotischen Gemeinschaft. Es ist ein wechselseitiger Austausch, ein ständiges Geben und Nehmen. Bieten wir den „guten" Darmbakterien einen Lebensraum, der ihnen zusagt, versorgen sie uns im Gegenzug mit Energie, Schutz, Nährstoffen und psychischer Balance. Das ist quasi die Währung, mit der die positiven Darmmikroben uns fürstlich entlohnen, wenn wir keinen ihrer Wünsche offenlassen. Stark vereinfacht könnte man auch sagen: Glückliche „gute" Gäste, glücklicher Hotelier! Oder eben: Glückliche „gute" Darmbakterien, glücklicher Mensch!

Schön und gut. Aber was können wir denn nun konkret tun, um das Milieu in unserem Darm und damit die Zusammensetzung der Darmbakterien zu verändern? Neben Lebensstilfaktoren wie Schlaf, Stress und Bewegung ist die wichtigste Stellschraube für eine Beeinflussung des Mikrobioms – wenig überraschend – die Ernährung. Als ich vor der Abfahrt meines Zuges nach Berlin im Supermarkt noch Proviant kaufen möchte, benötige ich für meine Entscheidung ungewöhnlich lang. Während ich die Obst- und Gemüseabteilung durchquere, habe ich Burkhard Schütz' Stimme im Ohr: „Alles, was im Darm ankommt, hat direkten Einfluss auf das Mikrobiom." Anstatt wie üblich nach dem zu greifen, worauf ich gerade Appetit habe, frage ich mich, was meinen Darmbakterien – den guten selbstverständlich – wohl schmecken könnte. Schließlich entscheide ich mich für einen großen Apfel, eine Packung Cashewkerne und einen Linsensalat. An der Kasse kann ich beim Blick auf die Boxen mit Schokoladenriegeln allerdings nicht widerstehen und lege auch noch einen davon aufs Band. Als ich den Supermarkt wieder verlasse, bin ich kurz wie erschlagen von der Vielzahl der Menschen, die sich in der Wartehalle des Bahnhofs tummeln. Auf der anderen Seite der Halle, vor dem Zugang zu den Gleisen, hat sich vor einer Burger-King-Filiale eine lange Schlange gebildet. Wer steuert hier eigentlich wen?, denke ich, und stelle mir erneut die mich umgebenden Mikrobiome vor. In den Bäuchen der Menschen, die dort anstehen, meine ich eine Horde jubilierender Rowdy-Bakterien zu erkennen, denen bei der Aussicht auf fettige Pommes und zuckriges Softeis schon das Wasser im Mund zusammenläuft. Denn, ja: Auch Bakterien haben Hunger.

„Wir denken immer, wir nehmen etwas zu uns", hat Henning Sartor vorhin in seinem Vortrag gesagt. „Aber das ist falsch. Es ist jedenfalls die falsche Reihenfolge. Denn wen füttern wir zuerst, wenn wir etwas essen? Wer lebt oben auf der Darmwand? Die Bakterien!"

Tatsächlich wird etwa ein Drittel des täglichen Kalorienbedarfs benötigt, um die Verdauungs-, Assimilations- und Immunfunktionen unseres Magen-Darm-Trakts aufrechtzuerhalten. Wann immer wir etwas essen, eröffnen wir also quasi das Frühstücksbuffet in unserem

Darmhotel. Die Frage ist nur: Wer kommt dabei auf seine Kosten und wer muss den Speisesaal mit knurrendem Magen wieder verlassen? Füttern wir mit dem, was wir zu uns nehmen, die „guten" oder die „bösen", eventuell sogar die toxischen Mikroben?

Denn genau wie menschliche Hotelgäste haben auch die Darmbakterien unterschiedliche kulinarische Vorlieben. So mögen die meisten Lactobacillus-Arten vor allem fermentierte und ballaststoffreiche Lebensmittel. Ein Frühstück, bestehend aus einem Joghurt mit Haferflocken, viel Haferkleie, Flohsamenschalen und Leinsamen, wäre genau nach ihrem Geschmack. Doch nicht nur wir beeinflussen durch unsere Nahrungsauswahl unser Mikrobiom – das Ganze funktioniert auch umgekehrt. Unsere Darmbakterien können sowohl unser Hungergefühl als auch unser Verlangen nach bestimmten Lebensmitteln oder spezifischen Nährstoffen beeinflussen. Einige Mikroben setzen zudem Stoffe frei, die unser Belohnungssystem im Gehirn aktivieren, sobald wir bestimmte Lebensmittel essen. Es ist ja auch logisch: Ernähren wir uns zum Beispiel über einen längeren Zeitraum sehr zucker- und fettreich, schaffen wir damit das ideale Milieu für die Zucker- und Fettjunkies unter unseren Darmbakterien. Sie können unter diesen Bedingungen glücklich in unserem Bauch leben und sich fröhlich vermehren, während andere Bakterien, die Ballaststoffe und Fermentiertes bevorzugen, nach und nach elendig verhungern. Das Resultat ist eine große Bakteriengruppe, die im Frühstücksraum unseres Darmhotels auf die Tische trommelt und lautstark nach Waffeln mit Sirup, Nuss-Nougat-Aufstrich und Bacon verlangt. Welchem Hotelier, der noch halbwegs bei Trost ist, würde es da intuitiv in den Sinn kommen, Vollkornbrot, Porridge und Gemüsesticks zu servieren?

Daran muss ich denken, als ich am Bahnsteig stehe und den Schokoriegel aus meiner Tasche ziehe. Bei der Vorstellung, dass es vielleicht nicht mein eigener Hunger war, der mich im Supermarkt danach hat greifen lassen, sondern der Appetit eines zuckerliebenden Bakteriums in meinem Darm, muss ich lachen. Ich reiße die Verpackung auf und beiße hinein. Zumindest heute haben die „Zuckerjunkies" in meinem Mikrobiom gewonnen.

Ohnehin wäre es aber eine zu einfache Sichtweise anzunehmen, dass ein Nahrungsmittel allein für eine günstige oder ungünstige Darmflora verantwortlich ist. Obwohl sicherlich nicht die gesündeste Option, ist ein einzelner Schokoriegel meist nicht dramatisch, wenn das Mikrobiom generell gut aufgestellt ist. Das Zauberwort lautet hier: Diversität. Je höher die Artenvielfalt der Darmbakterien, desto größer sind in der Regel auch deren Schutzwirkung und positiven Effekte auf Gesundheit und Langlebigkeit. Das liegt unter anderem daran, dass gerade die günstigen Bakterienarten häufig miteinander vernetzt sind, zusammenarbeiten und sich gegenseitig in ihren Funktionen unterstützen.

Allerdings ist es um die Artenvielfalt der Darmbakterien bei Menschen in den sogenannten Industrienationen oft schlecht bestellt. Ebenso wie das Artensterben in der Tier- und Pflanzenwelt ist auch die reduzierte Bakterienvielfalt in unserem Mikrobiom ein echtes Problem. Anstelle eines florierenden Ökosystems befindet sich in den Därmen vieler Menschen in der westlichen Welt lediglich noch eine verarmte Bakterienlandschaft, die häufig das Ergebnis von jahrelanger einseitiger Ernährung, Rauchen oder Antibiotika-Gaben ist. Durchschnittlich verfügt ein Mensch, der in einer Industrienation lebt, lediglich über etwa 500 verschiedene Darmbakterienarten. Zum Vergleich: Bei vielen indigenen Völkern oder naturnäher lebenden Gruppen können rund 1.500 oder mehr verschiedene Bakterienarten nachgewiesen werden. Dieser Unterschied macht sich gesundheitlich bemerkbar. Eine verringerte Artenvielfalt ist nicht nur eng mit bestimmten Erkrankungen assoziiert, sondern spielt auch für die Longevity eine wichtige Rolle. Wie eine Studie mit besonders alten Menschen (95 bis 112 Jahre) in Italien und China zeigte, korreliert ein gesundes Altern mit einer hohen Diversität im Mikrobiom sowie mit hohen Anteilen von Butyratbildnern und Akkermansia muciniphila.[15]

Butyratbildner? Akkermansia muciniphila? Bevor wir uns im Detail mit wichtigen Prozessen im Darm und der zugehörigen Rolle der Bakterien beschäftigen, sollten wir letztere zunächst einmal grob ordnen und sortieren. Denn obwohl jedes Mikrobiom individuell ist, gibt es doch bestimmte Bakterien, die im Darm der meisten Menschen – in mehr oder weniger großer Zahl – vorhanden sind. Ein erster bekannter Ansatz der Einteilung sind die sogenannten Enterotypen, die 2011 im Zuge des bereits erwähnten *Human Microbiome Project* entdeckt wurden. Grundsätzlich unterscheidet man drei verschiedene Enterotypen, die häufige Besiedlungsvarianten des Mikrobioms bei Menschen beschreiben. Benannt sind sie nach den Bakteriengattungen, die im individuellen Mikrobiom am häufigsten vertreten sind. Menschen mit einer westlichen mischköstlichen Ernährungsweise, die im Alltag Fleisch, aber auch Gemüse und stärkehaltige Beilagen zu sich nehmen, werden dem Bacteroides-Typ (Enterotyp 1) zugeordnet. Der Enterotyp 1 ist der häufigste Enterotyp.

Wer hingegen dem Prevotella-Typ (Enterotyp 2) angehört, isst in der Regel pflanzenbasiert und ballaststoffreich, wobei Prevotella gerne pflanzliche Kohlenhydrate abbaut, insbesondere komplexe Kohlenhydrate aus Getreide und Pflanzenfasern.

Am seltensten ist der Ruminococcus-Typ (Enterotyp 3). Ruminococcus-Bakterien sind dafür bekannt, komplexe Pflanzenfasern und Schleimstoffe (Mucine) zu verwerten. Wer nun dem dritten Enterotyp zugeordnet wird, ernährt sich häufig besonders faserreich – etwa durch viel rohes oder wenig verarbeitetes Gemüse, Nüsse und Samen. Wie die Zusammensetzung unserer Darmbakterien kann sich auch unser Enterotyp im Laufe des Lebens verändern.

Doch wer wohnt denn nun in unserem Hotel beziehungsweise wer könnte dort wohnen? Das Ergebnis der Mikrobiom- und Metabolomanalyse liest sich wie die Gästeliste, auf der schwarz auf weiß steht, welche Bakteriengruppen in unserem Darm wohnen, wie zahlreich sie sind – und welche Stoffwechselprodukte sie produzieren.

Um die Billionen von Bakterien in unserem Darm zu benennen und in Gruppen zusammenzufassen, haben sich Stämme (Phyla), Familien und Gattungen etabliert. Die wichtigsten Phyla oder Stämme heißen Firmicutes, Bacteroidetes, Actinobacteria, Proteobacteria und Verrucomicrobia. Die Bakterien eines Phylums teilen jeweils bestimmte Eigenschaften: Während bestimmte Vertreter der Firmicutes etwa für ihre Fähigkeit bekannt sind, aus Pflanzenfasern Energie in Form von kurzkettigen Fettsäuren zu gewinnen, gelten Bacteroidetes-Bakterien eher als Liebhaber herzhafter Kost: Sie gedeihen besonders gut bei einer eiweiß- und fettreichen Ernährung, wie sie in westlichen Ländern häufig vorkommt. Jede dieser großen mikrobiellen Stämme lässt sich weiter in Familien unterteilen. Das Phylum, z. B. Firmicutes, etwa in die Familie der Lactobacillaceae. Der Familie wiederum ist die Gattung (z. B. Lactobacillus) untergeordnet und der Gattung die Art (z. B. Lactobacillus casei).

Bakterienstämme / Phyla

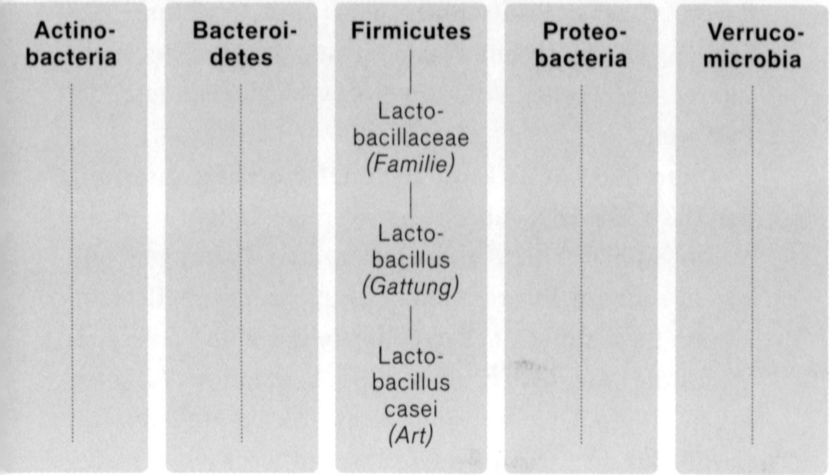

So lässt sich das komplexe Verwandtschaftssystem der Darmbakterien erfassen – vom großen Stamm bis hin zur individuell aktiven Bakterienart. Die Anzahl und Verteilung der bakteriellen Phyla, Familien, Gattungen und

Arten gleicht einem individuellen mikrobiellen Fingerabdruck – sie variiert stark von Mensch zu Mensch. Im menschlichen Darm dominieren fünf bis zehn große Hauptphyla, darunter bekannte Gruppen wie Firmicutes, Bacteroidetes oder Actinobacteria. Insgesamt sind derzeit rund 1.000 bis 1.500 verschiedene Bakterienarten bekannt, die theoretisch im menschlichen Darm siedeln können. Mikrobiomforscher:innen finden regelmäßig neue Darmbakterienarten, was eine quantitative Übersicht zusätzlich erschwert. Laut Burkhard Schütz ist eine taxonomische Herangehensweise, bei der die Mikroorganismen in unserem Darm systematisch klassifiziert werden, für den Praxisalltag aber ohnehin von untergeordneter Bedeutung: „Welche wichtige Information liefern denn beispielweise die Enterotypen, abgesehen davon, dass sie Aufschluss über eine bestimmte Ernährungsweise geben? Was Arzt und Patient viel mehr interessieren sollte, sind die Stoffwechselleistungen der Bakterien."

Diese Erkenntnis kann auch auf die Kategorisierung der Darmbakterien übertragen werden, indem man die Mikroben nicht in Stämme, Familien, Gattungen und Arten, sondern in funktionelle Gruppen unterteilt. Man könnte diese funktionellen Gruppen mit Berufen vergleichen, die Aufschluss über eine bestimmte Tätigkeit geben. Denn letztlich sind es die Aktivitäten unserer Darmbakterien, insbesondere ihr Stoffwechsel, die über unsere Gesundheit und Langlebigkeit entscheiden.

Wie unter Menschen gibt es auch unter den Darmbakterien sowohl friedliebende als auch kriminelle Gruppen sowie solche, die situationsabhängig in die eine oder andere Richtung tendieren.

Zu den Friedenshütern des Darms zählen vor allem die Butyratbildner wie Faecalibacterium prausnitzii, die stark entzündungshemmende Buttersäure produzieren. Auch die probiotischen, milieuregulierenden und laktatbildenden Bifidobakterien und Lactobazillen, das langlebigkeitsassoziierte Bakterium Christensenella und Oxalobacter, das vor Nierensteinen schützen kann, gehören zu den positiven Bakteriengruppen. Der ebenfalls freundlichen Gruppe der Equolbildner werden all jene Bakterien zugeordnet, die in der Lage sind, Equol herzustellen. Dieses sekundäre Pflanzenmetabolit wird durch die bakterielle Fermentation von Soja-Isoflavonen gewonnen und hat hormonähnliche Eigenschaften. Unter anderem wird Equol mit einem kardiovaskulären Schutz sowie mit einem Schutz vor Osteoporose in Verbindung gebracht. Allerdings ist nicht jeder Mensch in der Lage, Equol zu produzieren – nur etwa 30 bis 50 Prozent der westlichen Bevölkerung haben eine Darmflora, die für die Equolbildung geeignet ist. In asiatischen Ländern, in denen mehr Sojaprodukte konsumiert werden, kommen Equolbildner deutlich häufiger vor.

Auch Akkermansia muciniphila, die bekannteste Bakterienart des Phylums Verrucomicrobia, darf auf der Liste der positiven Darmmikrobiota nicht fehlen. Indem es Mucine auf der Darmschleimhaut abbaut, regt Akkermansia muciniphila die Schleimhaut zur Neubildung von Mucus an. Eine intakte Schleimhautbarriere und der sie bedeckende Schleimfilm spielen insbesondere bei chronisch-entzündlichen Darmerkrankungen wie Morbus Crohn sowie bei Erkrankungen des atopischen Formenkreises – etwa Neurodermitis oder Asthma – eine entscheidende Rolle. Ist die Schleimbildung durch einen

Mangel an Akkermansia muciniphila vermindert, können Krankheitserreger, Schadstoffe oder Allergene leichter in die Schleimhaut eindringen und dort lokale Entzündungsprozesse begünstigen.

So viel zur „Sonnenseite" des Darms. Wie aber sieht es mit den Schurkengruppen des Mikrobioms aus? Wer sind die Gangsterbanden, die in unserem Darm für Chaos und Zerstörung sorgen? Kurz gesagt: die Toxinbildner. Weshalb die Bildung von bakteriellen Toxinen wie Indoxylsulfat, p-Cresol oder Ammoniak als kriminelle Machenschaft eingestuft werden muss, werden wir uns im folgenden Unterkapitel noch genauer anschauen.

Neben den eindeutigen „positiven" und „negativen" funktionellen Gruppen gibt es allerdings auch noch einige opportunistische Gruppierungen. Schwefelwasserstoffproduzenten und Bakterien, die sekundäre Gallensäuren bilden, zählen unter anderem dazu. In normalen Mengen sind diese Bakterien ungefährlich oder wirken sogar protektiv. In einem insgesamt ungünstigen Milieu im Darm kann sich der Spieß jedoch leicht umdrehen. So kann beispielsweise Schwefelwasserstoff die Durchblutung der Darmwand fördern und antioxidativ wirken, solange er nur in geringen Mengen vorhanden ist. In hohen Konzentrationen wirkt er jedoch toxisch auf die Darmzellen und stört die Funktion der Mitochondrien, unserer Zellkraftwerke, sowie die Darmbarriere. Kurzfristig kann dies Blähungen, Völlegefühl und Durchfall zur Folge haben, langfristig jedoch – wie bei vielen toxischen Stoffwechselprodukten bestimmter Darmbakterien – zu Entzündungen und chronischen Erkrankungen führen.

Bereits dieser kurze Einblick in einige funktionelle Gruppen sollte deutlich gemacht haben, wie stark bakterielle Stoffwechselprodukte unsere Gesundheit – positiv oder negativ – beeinflussen können. Oder, um es in den Worten von Burkhard Schütz zu sagen: „Viel entscheidender als die bloße Präsenz oder Abwesenheit einzelner Bakterienspezies im Darm ist ihre funktionelle Aktivität – insbesondere die Art und Menge der von ihnen gebildeten Metabolite."

Die zentrale Frage lautet also nicht: Welche Bakterien sind in meinem Darm vorhanden, sondern: Was tun sie dort? Schützen sie mich, fördern sie meine Gesundheit – oder sind sie schon dabei, mich unbemerkt zu vergiften?

Die Tragödie des Darms, der zur Giftfabrik wird

Am Berliner Hauptbahnhof werde ich von meinem Freund abgeholt, der mich gleich fragt, wie denn das Treffen mit den beiden Ärzten gelaufen sei.

„Gut", erwidere ich knapp.

„Und wie war das Seminar?"

Ich überlege, wie ich kurz und dennoch treffend darauf antworten kann. „Erhellend", sage ich schließlich. „Aber auch ein bisschen erschreckend."

Mein Freund scheint zu spüren, dass ich nicht darüber sprechen möchte, zumindest noch nicht, und fragt daher nicht weiter nach.

Am nächsten Tag haben wir beide frei. Wir schlafen aus und beschließen, zum Brunch in eines unserer Lieblingscafés zu fahren. Ich bestelle Rührei mit Feta und Spinat, mein Freund entscheidet sich für Pancakes mit warmen Beeren und Ahornsirup. Da wir uns über eine Woche nicht gesehen haben, haben wir einander einiges zu erzählen. Vor allem mein Freund redet viel. Ich beobachte, wie er sich einen großen Bissen nach dem anderen in den Mund schiebt, wie er immer schon die nächste Gabel vorbereitet, während er gleichzeitig noch kaut und dabei spricht.

„Hey, mach langsam, wir haben doch Zeit", rutscht es mir schließlich heraus. Mein Freund verstummt und lässt Messer und Gabel sinken.

„Hast du mir überhaupt zugehört?", fragt er. „Du wirkst total abgelenkt."

„Sorry", sage ich. „Ich find's nur schwierig, dir dabei zuzuschauen, wie du dich vergiftest."

„Vergiftest?" Mein Freund sieht erst mich an, dann auf seinen fast leeren Teller hinunter. „Ganz ehrlich, wir waren doch schon oft hier. Ich bezweifle, dass die Pancakes vergiftet sind. Oder meinst du die Beeren? Weil da Pestizide drin sein könnten?"

Nun habe ich kaum noch eine andere Wahl, als ihm von dem zu erzählen, was ich bei den Vorträgen in Köln gelernt habe. Auch ich habe beim Thema Vergiftung bis vor wenigen Tagen noch vor allem an schädliche Stoffe gedacht, die von außen in den Körper gelangen können, an exogene Toxine wie Glyphosat, Schwermetalle, Pestizide und Konservierungsstoffe. Tatsächlich aber zeigen neue Erkenntnisse, dass einen Großteil der Belastung im Körper jene Toxine ausmachen, die infolge einer Fehlverdauung im Darm entstehen.

„Wir vergiften uns quasi selbst, aus dem Darm heraus", erkläre ich meinem Freund. „Man nennt das auch stille Selbstvergiftung oder intestinale Autointoxikation."

„Und die entsteht, wenn wir Pancakes essen?"

Ich muss lachen. „Nein. Beziehungsweise doch, möglicherweise. Zumindest dann, wenn wir die Pancakes herunterschlingen und nicht richtig kauen."

Auch wenn wir zu müde, zu spät oder im Stress essen, funktioniert die Verdauung oft nicht reibungslos und es kommt zu einer Fehlverdauung. Zudem können eine einseitige und ballaststoffarme Ernährung, zu große Mahlzeiten, ein übermäßiger Konsum tierischer Proteine, Antibiotikagaben oder Verstopfung die Bildung von Giftstoffen im Darm begünstigen. Auch die Zusammensetzung des Mikrobioms spielt eine Rolle: Haben wir ein ungünstiges Milieu sowie viele Bakterien im Bauch, die imstande sind, toxische Metabolite zu bilden, steigt die Wahrscheinlichkeit, dass es zu einer sogenannten Silent Intoxication, also zu einer stillen Vergiftung, kommt.

Der Zustand eines aus dem Gleichgewicht geratenen Mikrobioms, in dem sich der bakterielle Stoffwechsel ungünstig verschoben hat, wird auch als Dysbiose bezeichnet. Das Gegenteil davon ist die Eubiose (griechisch: *eu* = gut, *bios* = Leben), bei der sich die Mikroorganismen in unserem Darm in einer gesunden Balance befinden. Diese Balance des Mikrobioms ist jedoch störanfällig und hart umkämpft. Während die „guten" Darmbakterien in ihrem eigenen Interesse daran arbeiten, das Gleichgewicht aufrechtzuerhalten, setzen die „Verbrecherkeime" alles daran, das System zu stürzen.

„Man muss sich das wie einen Krieg vorstellen, der sich 24/7 in unserem Bauch abspielt", hat Henning Sartor gesagt. „Besonders wichtig ist dabei der Kampf der Actinobakterien gegen die Proteobakterien."

Zur Erinnerung: Sowohl Actino- als auch Proteobacteria zählen zu den Phyla, den großen Bakterienstämmen in unserem Mikrobiom. Bei Actinobacteria handelt es sich größtenteils um Bifidobakterien, die vor allem Kohlenhydrate, Einfachzucker, Oligosaccharide, resistente Stärke, aber auch Pektine, Glucane und Fructane – also präbiotische Ballaststoffe aus Gemüse, Kräutern und Getreide – verstoffwechseln. Da sie zu einem optimalen sauren Milieu im Darm beitragen, gehören die Actinobakterien eindeutig zu den „guten" Gästen. Auch die Proteobakterien sind nicht per se „böse" – solange sie nicht überhandnehmen. In einem gesunden Darm werden sie unter anderem durch die Actinobakterien, zu denen die Bifidobakterien gehören, in Schach gehalten. Entscheidend ist das Gleichgewicht zwischen diesen beiden Gruppen: Überwiegen die Actinobakterien deutlich, trägt das zu einem stabilen Immunsystem und einem günstigen Darmmilieu bei. Wenn jedoch die Proteobakterien die Oberhand gewinnen, steigt die Wahrscheinlichkeit, dass sie vermehrt unerwünschte Stoffwechselprodukte bilden. Actino- und Proteobakterien konkurrieren im Darm um dieselben Nahrungsquellen und beeinflussen sich gegenseitig über ihre Stoffwechselprodukte. Die Actinobakterien produzieren dabei unter anderem Laktat und Cuccinat, das die Butyratbildner dazu veranlasst, die „drei Musketiere des Darms", die kurzkettigen Fettsäuren Butyrat, Propionat und Acetat, zu bilden. Dieser Vorgang wird in der Forschung der bakteriellen Metabolite als „Crossfeeding" (S. 149) bezeichnet. Die „Musketiere" sorgen für ein saures Milieu, in dem viele Proteobakterien nur schwer gedeihen. Kommt es hingegen zu einem Anstieg der Proteobakterien, können sich vermehrt

Abbauprozesse („Fäulnis") entwickeln, die das Darmmilieu verändern und die nützlichen Bakterien verdrängen. Kurz gesagt: Im Darm tobt ein ständiger Kampf um die Milieuherrschaft!

Diese Zusammenhänge sind an sich nicht neu. Bereits um 1870 beschrieb Claude Bernard (1813–1887), der Begründer der modernen Physiologie, erstmals die „intestinale Autointoxikation". Der österreichische Arzt Dr. F. X. Mayr forschte in dem Bereich weiter und veröffentlichte vor etwa hundert Jahren ein bis heute gültiges Diagnostik- und Therapiekonzept. Mayr war überzeugt, dass eine durch toxische bakterielle Metabolite verursachte chronische Verdauungsschwäche einen Menschen nicht nur krank und unattraktiv macht, sondern ihn auch vorzeitig altern lässt. Einen Zusammenhang zwischen einer Fehlverdauung und der Longevity sah auch der russische Biologe, Immunologe und Nobelpreisträger Ilja Iljitsch Metschnikow. In seinem visionären Werk „Prolongation of life" (1908) hielt er fest: *„Intestinal putrefaction shortens life"*. Übersetzt: „Intestinale Fäulnis verkürzt das Leben."

Um zu verhindern, dass die Proteobakterien toxische Stoffwechselprodukte produzieren, müssen wir dafür sorgen, dass die Actinobakterien in unserem Darm die stärkere Front bilden. Und wir dürfen die „Proteos" nicht füttern. Aber wie genau soll das gehen? Auf welche Nahrungsmittel sollte man verzichten? Diese Frage habe ich auch Henning Sartor gestellt.

„Leider sind die Verbrecherkeime im Darm echte Allesverwerter – sie können sich an fast allem bedienen. Was wir allerdings in den letzten Jahren gelernt haben: Ein Übermaß an Zucker kann das Gleichgewicht im

Darmmilieu so verschieben, dass diese Bakterien besonders gut gedeihen."

Die wirklich kritischen Vertreter, sogenannte proteolytische Bakterien, bauen vor allem Eiweiß ab – insbesondere, wenn der Darm bereits aus dem Gleichgewicht geraten ist. Wäre ein Zuckerverzicht also die Lösung?

„Nein, so einfach ist es nicht", erklärt Sartor. „Zucker allein fördert zwar ein ungünstiges Milieu, aber richtig problematisch wird es vor allem dann, wenn viel Zucker und viel Eiweiß zusammenkommen. Das ist die Kombination, bei der die Verbrecher richtig aktiv werden."

Der Name „Proteobakterien" lässt schon vermuten, dass eine Verbindung zu Proteinen, also Eiweißen, besteht. Der Mikrobiologe Carl Woese (1928–2012) taufte die Proteobakterien nach dem griechischen Gott Proteus, der für die Fähigkeit bekannt war, seine Gestalt zu verändern. Auch die Proteobakterien sind äußerst vielgestaltig und können in unterschiedlichen Formen erscheinen. Krankheitserreger wie Salmonellen, Bakterien wie pathogene Escherichia coli, Pseudomonas, Klebsiella, Serratia, Proteus, Enterobacter oder Haemophilus – die Liste der vielfach vorbestraften Verbrecherkeime, die sich in unserem Mikrobiom ansiedeln können, ist lang. Auch der Begriff „Protein" stammt aus dem Griechischen und bedeutet so viel wie „der Erste" oder „das Wichtigste". Tatsächlich sind Proteine essenzielle Bausteine des Lebens, die unter anderem für die Struktur, Funktion und Regulation von Zellen und Geweben im Körper unverzichtbar sind. Neben Kohlenhydraten und Fetten zählt Eiweiß zu den drei wichtigsten Makronährstoffen. Vor allem in den letzten Jahren haben Proteine einen regelrechten Hype erlebt, der seinen Ausdruck unter anderem in zahlreichen, meist kostspieligen High-Protein-Produkten – von High-Protein-Eiscreme über Eiweißbrot bis hin zu Proteinriegeln – findet. Auch ich selbst genieße hin und wieder einen High-Protein-Pudding. Bisher hatte ich nicht das Gefühl, meinem Körper damit erheblich zu schaden, wenngleich mir bewusst ist, dass es sich um ein stark verarbeitetes Produkt handelt, das zudem viele künstliche Süßstoffe enthält. Bin ich möglicherweise auf einen Trick der Lebensmittelindustrie hereingefallen? Habe ich durch den Konsum von Protein-Puddings und Proteinshakes nach dem Training nicht das Wachstum meiner Muskeln, sondern eher das der Proteobakterien gefördert? Und, noch einen Schritt weitergedacht: Gefährdet meine hohe Eiweißzufuhr womöglich meine Gesundheitsspanne, also meine Longevity?

Als ich meine Befürchtungen mit Henning Sartor teile, beruhigt er mich. Bei der „Silent Intoxication" seien nicht die Proteine an sich das Problem, sondern eine unvollständige Eiweißverdauung.

„Bei vielen Menschen in der sogenannten ‚zivilisierten' Welt verkommt eine Mahlzeit aufgrund von Zeitmangel und Stress schnell zur Schlingzeit", stellt Sartor fest. Dabei werde übersehen, dass die Verdauung bereits im Mund beginnt. Hier wird die Nahrung nicht nur zerkleinert, sondern auch aufgewärmt und mit Mucin (Schleim) und Speichel vermischt. Der orale Speichel enthält relevante Mengen an bestimmten Enzymen, sogenannten Proteasen, die Proteine abbauen und sie quasi für uns „vorverdauen". Essen wir zu schnell und schlingen unsere Nahrung herunter, ist die Einwirkdauer der Enzyme im Mund jedoch zu gering. Warum das so wichtig ist? Weil schon kleinste Enzymmängel zu einer unvollständigen Verdauung führen können. Kommt nicht optimal zerkleinerte und eingespeichelte Nahrung im Magen an, kann die Magensäure die großen Brocken nicht ausreichend für den nächsten Schritt der Verdauung, die Zerlegung des Proteins in Peptide und Aminosäuren, vorbereiten. Proteasen und Peptidasen in Magen und Dünndarm sind dann mit den unvorbereiteten Proteinen überfordert und können sie nicht zu 100 Prozent spalten. Es bleiben unverdaute Proteine oder Peptide übrig, die vom Körper nicht resorbiert werden. Und was passiert stattdessen mit diesem Rest-Protein? Es wandert zu den Proteobakterien! Diese zersetzen es und produzieren daraus Metabolite mit möglicherweise zytotoxischen Eigenschaften, kurz: Toxine oder Giftstoffe.

Sehr vereinfacht zusammengefasst, heißt das also, dass wir durch einen hohen Zuckerkonsum ein Milieu im Darm schaffen, in dem sich die Verbrecherkeime pudelwohl fühlen. Geben wir dann noch schlecht vorverdautes Eiweiß hinzu, haben wir die perfekten Voraussetzungen für das Platzen einer Giftbombe geschaffen!

Warum man den Konsum von Nahrungsmitteln wie gezuckertem Fruchtquark oder auch gesüßtem High-Protein-Pudding reduzieren sollte, leuchtet mir nun sofort ein. Mit der fatalen Kombination aus unverdautem Eiweiß und Zucker füttert man zuallererst die Proteobakterien. Andererseits: Ganz ohne Eiweiß geht es doch auch nicht, oder? Schließlich raten die meisten Ernährungsempfehlungen – zumindest jene, die mir häufig begegnen – zu mehr Protein und weniger Kohlenhydraten.

Aber wie viel Protein ist zu viel? Diese Frage stelle ich mir auch, als ich das nächste Mal vom Fitnessstudio nach Hause komme und mir, wie ich es gewohnt bin, einen Proteinshake mixe. Sind 30 Gramm Proteinpulver und somit rund 25 Gramm Eiweiß pro Portion schon zu viel? Wo liegt hinsichtlich der Proteinzufuhr der Sweet Spot, bei dem ich mein Muskelwachstum und meine Leistungsfähigkeit unterstützen kann, ohne zugleich eine stille Vergiftung zu riskieren?

Wie in so vielen Bereichen des Lebens und der Darmgesundheit ist auch hier die Balance entscheidend. Ein Zuviel an Protein kann genauso schädlich sein wie eine zu geringe Eiweißzufuhr. Insbesondere ab dem 40. Lebensjahr ist eine ausreichende Eiweißaufnahme wichtig, um der Sarkopenie, dem altersbedingten Muskelabbau, entgegenzuwirken. Andernfalls drohen Knochenbrüche, ein erhöhtes Sturzrisiko, weniger Kraft und Beweglichkeit sowie ein insgesamt verlangsamter Stoffwechsel. Um herauszufinden, wie viel Eiweiß ich tatsächlich konsumiere, führe ich eine Woche lang ein Ernährungstagebuch und tracke die konsumierten Makronährstoffe mit Hilfe einer App. Durchschnittlich nehme ich demnach täglich 100 bis 120 Gramm Protein zu mir. Die 0,8 Gramm Protein pro Kilogramm Körpergewicht, die die Deutsche Gesellschaft für Ernährung (DGE) täglich empfiehlt, überschreite ich damit deutlich.[16] Häufig lese ich jedoch auch Empfehlungen, die von 2 Gramm Protein pro Kilogramm Körpergewicht für sportlich aktive Personen ausgehen. Was stimmt denn nun?

Wiederum befrage ich Henning Sartor, der mir dazu rät, mich nicht auf Zahlen zu versteifen.

„Grundsätzlich unterscheiden wir ja die klinischen, erfahrungsbasierten und die laborbasierten Pfeiler. Wenn man sich mit der aufgenommenen Eiweißmenge wohlfühlt, macht man schon vieles richtig. Hat man den Verdacht, dass etwas nicht ganz rund läuft, bemerkt man das meist an einer Veränderung der Haut, der Energie oder der Stimmung über den Tag."

Was Sartor hier beschreibt, ist in der Biologie auch unter dem Begriff der „Hormesis" bekannt. So wird die schon von Paracelsus formulierte Hypothese bezeichnet, dass niedrige Dosen einer potenziell schädigenden Substanz oder eines Stressors positive Effekte haben können, während eine zu hohe Dosis schädlich oder toxisch wirkt. Kurz gesagt: Die Dosis macht das Gift. Diese Dosis-Wirkungs-Beziehung lässt sich auf zahlreiche Bereiche anwenden. Wer sich moderat sportlich betätigt, tut der eigenen Gesundheit etwas Gutes; wer es aber mit exzessivem Training übertreibt, bewirkt das Gegenteil und schadet dem eigenen Körper. Wer kurzzeitig fastet, kann die Zellreinigung (Autophagie) fördern und die eigene Lebensdauer verlängern, wohingegen eine chronische Unterernährung zu Muskelabbau, Nährstoffmängeln und im Extremfall zum Verhungern führt. Kurze Hitze- oder Kältereize, etwa durch Sauna oder Eisbaden, können körpereigene Reparaturmechanismen aktivieren und das Immunsystem stärken; durch extreme Temperaturen oder lange Expositionen riskiert man Erfrierungen, Hitzschläge und Organversagen. Oder, um wieder auf die Eiweißthematik zurückzukommen: Wer pro Mahlzeit und Zeitfenster eine angemessene Proteinmenge zu sich nimmt, unterstützt unter anderem den Muskelaufbau, die eigene Sättigung und die Stoffwechselgesundheit. Führt man jedoch zu viel Protein zu, kippt die positive Wirkung des Eiweißes. Neben den von Henning Sartor genannten Symptomen wie Hautveränderungen, Energietiefs oder Schmerzen kann es zu einer Verschlechterung bestehender Nierenerkrankungen kommen. Langfristig steigt das Risiko einer Silent Intoxication und damit einer verkürzten Lebens- und Gesundheitsspanne.[17 18]

Neben der Proteindosis (die Menge an Eiweiß pro Zeit) entscheidet auch die Art der Eiweißaufnahme wesentlich über gute oder schlechte Digestion und somit über eine mögliche Vergiftung. Damit das wertvolle Eiweiß uns zugutekommt und nicht die Proteobakterien füttert, rät Henning Sartor, auf ein gründliches Kauen und Einspeicheln der Nahrung zu achten. Denn etwa 50 Prozent der Verdauung finden bereits im Mund statt. „Gut gekaut ist halb verdaut", sagt der Volksmund. Diese Regel gilt nicht nur für feste, sondern auch für flüssige Nahrung. Schon Babys regen, wenn sie an der Brust der Mutter saugen, ihren eigenen Speichelfluss auf natürliche Weise an. Indem sich die Muttermilch mit Enzymen aus dem Speichel mischt, wird sie optimal auf die weiteren Verdauungsschritte vorbereitet. Das Einspeicheln von flüssigen Nahrungsmitteln bleibt auch im späteren Leben wichtig. Henning Sartor zitiert dazu Hippokrates: „Festes sollst du trinken, Flüssiges sollst du kauen."

Zugegebenermaßen ist das erst einmal gewöhnungsbedürftig. Aber ich nehme Henning Sartors Worte ernst. Anstatt meinen Proteinshake vor dem Duschen wie üblich schnell herunterzukippen, lasse ich mir diesmal ganz bewusst Zeit und speichele jeden Schluck erst einige Sekunden ein, bevor ich schlucke.

Die Selbstvergiftung durch Fehlverdauung wurde in diesem Kapitel bereits angesprochen, auch der Kampf der Actino- gegen die Proteobakterien und die damit verbundene Rolle von Eiweiß. Eine relativ neue Erkenntnis der Metabolomforschung ist jedoch auch die schiere Anzahl der im Darm nachweisbaren Fäulnisgifte. Was geradewegs zur Frage führt: Welche Toxine gibt es denn überhaupt und was unterscheidet sie voneinander?

Schon wenn man nur die Namen der Giftstoffe hört, ahnt man, dass diese bakteriellen Metabolite nichts Gutes im Schilde führen: p-Cresol, p-Cresolsulfat, Indoxylsulfat, Tryptamin, TMA/TMAO, Ammoniak, Skatol, Phenol, Kadaverin, um nur einige zu nennen. All diese Endprodukte der Fäulnis sind dosisabhängig toxisch, entzündungsfördernd und einige sogar potenziell kanzerogen, also krebserregend.

DEEP DIVE: Toxine

Kadaverin ist ein Fäulnisprodukt, dessen Name nicht von ungefähr an Leichengeruch erinnert. In geringen Mengen vom Körper toleriert, wird es in höherer Konzentration zu einem echten Problem: Es greift Zellen an, reizt die Schleimhaut und wirkt wie ein schleichendes Zellgift. Das im Darm gebildete TMA (Trimethylamin) und besonders das daraus in der Leber weiterverarbeitete TMAO (Trimethylamin-N-oxid) wird mit einem erhöhten kardiovaskulären Risiko assoziiert. TMA verleiht faulendem Fisch seinen typischen Geruch. Der bekannteste und am besten erforschte Vertreter der Fäulnis- und Verwesungstoxine im Darm ist jedoch Ammoniak. Als Toxin kann Ammoniak die Mitochondrienfunktion stören. Gelangt Ammoniak in größeren Mengen ins Blut – etwa bei gestörter Entgiftung durch die Leber – kann es die Gehirnfunktion beeinträchtigen und zu einer hepatischen Enzephalopathie führen. Diese zeigt sich unter anderem in Konzentrationsstörungen, Verwirrtheit, Reizbarkeit oder im fortgeschrittenen Stadium in Gedächtnisverlust und Bewusstseinstrübung. Während die meisten toxischen Metabolite inzwischen mit sehr hoher Präzision in Speziallaboren gemessen werden können, ist dies bei Ammoniak nicht möglich. Die Substanz ist so instabil, dass sie auf dem Weg ins Labor zerfällt und im Stuhl nicht mehr nachweisbar ist.

Im Folgenden fokussieren wir uns daher stattdessen auf vier gut nachweisbare Toxine, die laut den Experten Burkhard Schütz und Henning Sartor zudem besonders relevant sind: p-Cresol, p-Cresolsulfat, Indoxylsulfat und Tryptamin. Alle genannten toxischen Stoffwechselprodukte werden aus den Aminosäuren Tyrosin und Tryptophan gebildet und können neben dem Darm auch andere Organe, insbesondere die Nieren, schädigen.

Beginnen wir mit p-Cresol: Dieses Zellgift entsteht durch den bakteriellen Abbau von Tyrosin im Darm. Gelangt das Toxin ins Blut, versucht die Leber, es zu entgiften, indem sie die Substanz an eine Sulfatgruppe koppelt – das wasserlösliche p-Cresolsulfat entsteht. Normalerweise wird p-Cresolsulfat mit dem Urin über die Nieren wieder ausgeschieden. Gerade bei einer Nierenschwäche funktioniert diese Ausscheidung jedoch nicht richtig, sodass p-Cresolsulfat sich im Blut anreichern und seine toxische Wirkung entfalten kann. Die möglichen Auswirkungen sind vielfältig: p-Cresol und p-Cresolsulfat greifen insbesondere die Mitochondrien an – unsere „Zellkraftwerke". Sie schädigen die Mitochondrienmembranen und hemmen die Produktion von ATP (Adenosin-Tri-Phosphat). Besonders Organe mit hohem Energiebedarf, wie Gehirn und Nieren, reagieren empfindlich auf diesen Energieverlust. Infolge der beeinträchtigten Zellenergieversorgung können kognitive Störungen und im weiteren Verlauf auch neurodegenerative Prozesse begünstigt werden. Doch die schädliche Wirkung bleibt nicht auf die Mitochondrien beschränkt: p-Cresol trägt auch zur Schwächung der Darmbarriere bei, fördert systemische Entzündungen und schafft damit Bedingungen, die mit einem erhöhten Risiko für Herz-Kreislauf-Erkrankungen und einer beschleunigten zellulären Alterung in Verbindung gebracht werden.

Ein weiterer toxischer Strippenzieher im Darm ist das Indoxylsulfat, das im Grunde ähnlich wie seine Komplizen p-Cresol und p-Cresolsulfat funktioniert. Genau wie letztere ist auch Indoxylsulfat ein sogenanntes urämisches Toxin. Der Begriff „urämisch" leitet sich von der Urämie ab, einer schweren Erkrankung, die bei Nierenversagen auftritt. Als urämisch wird somit alles bezeichnet, was mit der Anhäufung von giftigen Stoffwechselprodukten im Blut durch eine gestörte Nierenfunktion zusammenhängt. Ähnlich wie p-Cresol kann Indoxylsulfat die Barrierefunktion des Darms beeinträchtigen und auf diese Weise Entzündungen fördern. Da das Toxin zudem entzündliche Prozesse in den Blutgefäßen verstärkt, steigt bei erhöhten Indoxylsulfat-Spiegeln auch das Risiko für Bluthochdruck, Arterienverkalkung und Herzschwäche. Im Gegensatz zu p-Cresol wird Indoxylsulfat jedoch nicht aus Tyrosin, sondern aus Tryptophan gebildet. Tryptophan ist eine lebenswichtige Aminosäure, aus der im Darm unter anderem das „Glückshormon" Serotonin produziert wird. Gelangt Tryptophan jedoch in die Hände der Verbrecherkeime unseres Mikrobioms und sind gleichzeitig zu wenig Säuren im Darmmilieu, bilden diese daraus das toxische

Indoxylsulfat. Das eigentlich wertvolle Tryptophan ist dann für uns nicht mehr verfügbar – für die Proteobakterien aber sehr wohl! Das Gift, das diese aus Tryptophan herstellen, schadet unseren positiven Darmmitbewohnern und damit langfristig dem gesamten Organismus.

Zuletzt soll noch das Tryptamin vorgestellt werden. Auch dieser potenzielle Giftstoff entsteht aus Tryptophan, ist in geringen Mengen aber ungefährlich. Sofern das Milieu im Darm durch üppige Mengen an Säuren günstig ist und keine Fehlverdauung vorliegt, kann der Metabolit sogar eine positive Rolle spielen und körpereigene Prozesse beeinflussen – etwa über seine Wirkung auf bestimmte Nervenzellrezeptoren. In hohen Konzentrationen wird Tryptamin jedoch rasch zum neurotoxischen Unruhestifter, der das Nervensystem empfindlich reizen kann. Davon ist auch das sogenannte enterische Nervensystem betroffen, das für die Steuerung der Darmbewegung verantwortlich ist. Wird der Darm durch Tryptamin übermäßig stimuliert, kommt es häufig zu anhaltenden Durchfällen. Kurz zusammengefasst, handelt es sich bei Tryptamin also um ein opportunistisches bakterielles Stoffwechselprodukt, das sich sowohl gesundheitsfördernd oder -schädigend auswirken kann. Ob der Metabolit seine positive oder dunkle Seite zeigt, ist wie so häufig beim Thema „Silent Intoxication" auch in diesem Fall vor allem: eine Frage des Milieus.

Von der stillen Vergiftung zur stillen Entzündung

Ich würde mich eigentlich nicht als einen ängstlichen Menschen beschreiben. Doch seit ich begonnen habe,

„Die Silent Intoxication kostet uns wertvolle Lebensjahre."

Henning Sartor

mich mit dem Mikrobiom und insbesondere mit der „Silent Intoxication" zu befassen, werde ich eine gewisse innere Unruhe und Ängstlichkeit nicht los. Die Vorstellung, dass in meinem Darm ein ununterbrochener Kampf der „guten" gegen die „bösen" Bakterien tobt, beschäftigt mich. Ganz zu schweigen von der Vorstellung, die „bösen" Bakterien könnten bereits die Überhand gewonnen haben und in meinem Körper massenhaft Toxine freisetzen. In diesem Fall wäre laut Schütz und Sartor nicht nur meine Gesundheit, sondern auch meine Langlebigkeit gefährdet.

„Die Silent Intoxication kostet uns wertvolle Lebensjahre", hat Henning Sartor gesagt. Aber ist das nicht ein bisschen übertrieben? Dass ausgerechnet die Stoffwechselprodukte winziger Darmbakterien die Longevity gefährden sollen, erscheint mir doch recht unwahrscheinlich. Außerdem spürt man die Toxine doch gar nicht; es heißt schließlich nicht umsonst Silent Intoxication. Wäre es da nicht legitim, das Ganze einfach zu ignorieren? Nach dem Motto: Ist mein Darm halt ein bisschen vergiftet – na und?

Schön wär's. Doch leider bleibt die Silent Intoxication, die stille Vergiftung, nicht allein auf den Magen-Darm-Trakt beschränkt. Um ihre Tragweite nachvollziehen zu können, muss man sich zunächst die vielfältigen

Verbindungen des Darmmilieus mit unseren Körperorganen bewusst machen. Mit einigen wichtigen Organen wie der Leber, der Gallenblase oder der Bauchspeicheldrüse ist der Darm anatomisch verbunden. So wird beispielsweise Galle über die Gallengänge in den Zwölffingerdarm abgegeben. Doch auch über das Nerven- und Immunsystem sowie über verschiedene Hormone kommunizieren Darm und Organe miteinander. Unter allen Darm-Organ-Verbindungen ist die bekannteste wohl die Darm-Hirn-Achse (Gut-Brain-Axis). Die beidseitige Beeinflussung von Darm und Psyche wird ab S. 174 dieses Buches noch genauer thematisiert. Was an dieser Stelle aber bereits festgehalten werden kann: Über den Vagusnerv findet mittels bestimmter Botenstoffe ein reger Signalaustausch zwischen Darm und Gehirn statt. Der Nervus vagus hat seinen Ursprung im Hirnstamm und verläuft von der Schädelbasis über den Hals durch den Brustraum bis hinunter zu den Verdauungsorganen. In umgekehrter Richtung beeinflussen die Darmmikrobiota durch die Produktion von kurzkettigen Fettsäuren und Neurotransmittern wie Serotonin unser Gehirn und damit unsere Stimmung, unseren Appetit und sogar unser Verhalten. Auch schädigende Auswirkungen der Darmmetabolite auf die Gehirnfunktionen sind möglich, etwa in Form der bereits erwähnten, durch das Toxin Indoxylsulfat geförderten kognitiven Beeinträchtigungen. Neben der „Gut-Brain-Axis" gibt es auch noch die Darm-Leber-Achse, die Darm-Nieren-Achse, die Darm-Lungen-Achse und die Darm-Haut-Achse. Wenn die Darmmetabolite also tatsächlich die „wichtigsten Träger der großen Achsen" sind, wie Burkhard Schütz es formuliert hat, wird der enorme Einfluss der bakteriellen Stoffwechselprodukte plötzlich plausibel und greifbar. Aber wie gelingt es den Toxinen überhaupt, den Darm zu verlassen und die Organe zu schädigen? Ein wichtiges Stichwort lautet in diesem Zusammenhang: Leaky Gut. Noch so ein Trendbegriff, der im Zusammenhang mit den übergeordneten Trendthemen Mikrobiom und Darmgesundheit immer wieder auftaucht. Normalerweise verhindert unsere Darmwand, dass unerwünschte Substanzen in den Körper gelangen können. Die wichtigsten Gatekeeper sind hierbei die sogenannten Tight Junctions. Diese mikroskopisch kleinen Proteine sorgen dafür, dass unsere Darmwandzellen eng miteinander verknüpft, also gut abgedichtet sind. Als strenge Türsteher unseres Darms lassen die Tight Junctions nur ausgewählte Nährstoffe in den Blutkreislauf, während unverdaute Nahrungsbestandteile, Bakterienbestandteile und Toxine eiskalt abgewiesen werden. Bei einem insgesamt unausgewogenen Milieu im Darm können sich die Tight Junctions jedoch lockern. Auch in ihrer Securityfunktion werden sie lockerer und nachlässiger, sodass „unerwünschte Gäste" wie Toxine in den Blutkreislauf übertreten können. Dieser Zustand des „durchlässigen Darms" wird als Leaky Gut bezeichnet. Sobald Fremdstoffe aus dem Darm ins Blut gelangen, wird das Immunsystem alarmiert. Immunzellen erkennen die Substanzen als potenzielle Bedrohung und setzen entzündungsfördernde Botenstoffe, sogenannte proinflammatorische Zytokine, frei. Gleichzeitig steigt durch die anhaltende Immunaktivierung insgesamt der Pegel an oxidativem Stress im Körper, was die Entzündungen zusätzlich fördert. Von der sich immer stärker ausbreitenden Inflammation, die aus einer Intoxikation in Verbindung mit einem Leaky Gut entstanden ist, sind schließlich auch die Organe betroffen: Die Leber versucht, die toxischen Metabolite zu entgiften, was nicht selten in einer Überlastung der Entgiftungssysteme mündet. Die besonders entzündungsanfälligen Endothelzellen leiden unter der Inflammation und schwellen an (ebenso wie die direkt benachbarte Intima-Media-Schicht der Blutgefäße), was zu erhöhtem Blutdruck und einer vermehrten Arterienverkalkung führen kann. Über die Blut-Hirn-Schranke können Entzündungsmediatoren auch ins Gehirn gelangen und dort neuroinflammatorische Prozesse verstärken. Kurz gesagt: Es herrscht das reinste Chaos – nicht nur im Darm, sondern im gesamten Körper!

Genau wie bei der Silent Intoxication handelt es sich auch bei der durch die Darmgifte verursachten Entzündung um einen „stillen", zunächst oft unbemerkt ablaufenden Prozess. Dieser wird gemeinhin als „Silent Inflammation" bezeichnet und ist schon seit Jahren als einer der Haupttreiber chronischer Erkrankungen bekannt. Relativ neu ist hingegen die Erkenntnis, dass der Silent Inflammation fast immer eine Silent Intoxication vorausgeht. Erst kommt die Vergiftung, dann die Entzündung!

Wäre also eine Therapie des Leaky Gut sinnvoll, um zu verhindern, dass die Toxine und schädliche Stoffe den Darm verlassen? Dann hätte man zwar vermutlich immer noch einen entzündeten Darm, aber zumindest keine schwelenden Entzündungen im ganzen Körper mehr mit all ihren langfristigen negativen Folgen.

Henning Sartor widerspricht vehement. „Es stimmt zwar, dass man bei chronischen Entzündungen fast immer auch einen durchlässigen Darm feststellen kann.

Das läuft fast immer parallel. Dennoch ist das Thema Leaky Gut nicht der eigentliche Fokus des Problems. Ich habe sehr viele Patienten im Hinterkopf, die mit einem Leaky Gut zu mir kamen. Die waren schon bei zig Ärzten und hatten alle möglichen Therapien ausprobiert, um ihr Leaky-Gut-Syndrom zu heilen. Klinisch ist aber nichts weitergegangen. Na, kein Wunder! Man muss eine ganze Etage tiefer ansetzen! Solange man die Darmtoxine nicht entfernt und die Fehlbesiedlung des Darms beseitigt, wird die Silent Intoxication und damit auch das Leaky-Gut-Syndrom nicht verschwinden."

Zusammenfassend lässt sich also festhalten, dass die übermäßige Bildung toxischer Metabolite im Darm eine ganze Kaskade körperlicher Reaktionen in Gang setzt: Aus der Silent Intoxication entwickelt sich über das Leaky-Gut-Syndrom und eine Überaktivierung des Immunsystems die Silent Inflammation, die wiederum die Entstehung chronischer Erkrankungen fördert.

Und nicht nur das: Auch zwischen Silent Inflammation und dem Alterungsprozess besteht ein enger Zusammenhang. Mit zunehmendem Alter kommt es im Körper zu einer chronisch erhöhten Entzündungsaktivität, ein Phänomen, das auch als „Inflammaging" bezeichnet wird. Eine der Hauptursachen des Inflammaging sind alte, sogenannte seneszente Zellen. Diese kann der Körper mit zunehmendem Alter nicht mehr vollständig abbauen, was die Freisetzung entzündungsfördernder Botenstoffe fördert. Zudem kann das Immunsystem im Alter häufig nicht mehr richtig zwischen schädlichen und harmlosen Reizen unterscheiden, sodass es zu einem dauerhaften latenten Entzündungszustand kommt.

Niedriggradige, aber anhaltende Entzündungen werden mit einer Vielzahl altersbedingter Krankheiten assoziiert. Darüber hinaus fördert die Silent Inflammation die Zellalterung, indem sie oxidativen Stress und DNA-Schäden verstärkt. Auch ein allgemeiner Leistungsabfall im Alter kann zumindest teilweise auf eine solche Low-Grade-Inflammation zurückzuführen sein.

Vor diesem Hintergrund erscheint die bereits von Hippokrates formulierte Behauptung „Der Tod sitzt im Darm!“ alles andere als veraltet. Im Gegenteil: Die toxischen Darmmetabolite haben einen enormen Einfluss auf den gesamten Organismus und können uns im schlimmsten Fall sowohl chronisch krank machen als auch schneller altern lassen.

Meinen voreilig gefassten Entschluss, mögliche stille Vergiftungen und schwelende Entzündungen in meinem Körper einfach zu ignorieren, muss ich also verwerfen. Um zu erfahren, ob und in welchem Ausmaß bestimmte Verbrecherkeime in meinem Darm aktiv sind, werde ich auf die Ergebnisse der Mikrobiom- und Metabolomanalyse warten müssen, die ich bei Burkhard Schütz in Auftrag gegeben habe. Zugegebenermaßen fällt mir das Warten nicht gerade leicht. Besonders beunruhigend finde ich die Tatsache, dass die Silent Intoxication ebenso wie Silent Inflammation unbemerkt abläuft, wohingegen sich akute Entzündungen in der Regel durch Rötungen, Schwellungen oder Schmerzen zeigen.

„Lange Zeit spürt man die stillen Entzündungen tatsächlich gar nicht“, bestätigt Burkhard Schütz. „Deshalb heißt es ja auch ‚Low Grade-Inflammation‘ – die Entzündung bleibt unter der Wahrnehmungsschwelle.“

Henning Sartor ergänzt, dass es zumindest die Möglichkeit gibt, niedrigschwellige Entzündungen über das sogenannte High-Sensitive CRP (kurz: hs-CRP) zu messen. Diese hochempfindliche Variante des sogenannten C-reaktiven Proteins (CRP) kann per Blutuntersuchung bestimmt werden und fungiert als eine Art Frühwarnsystem. Ist das hs-CRP im Blut erhöht, deutet dies oftmals auf ein Leaky-Gut-Syndrom und auf stille, chronische Entzündungen hin. Allerdings frage ich mich, wie jemand auf die Idee kommen soll, seinen hs-CRP-Wert testen zu lassen, wenn er oder sie keinerlei Vergiftungs- oder Entzündungssymptome bemerkt. Gibt es denn wirklich nicht einmal subtile erste Anzeichen?

„Wenn man subjektiv etwas wahrnimmt, ist es meist eine latente Erschöpfung. Die Erschöpfung ist das Leitsymptom der Silent Intoxication", erklärt Henning Sartor.

Das Ganze lässt sich mit der mitochondrientoxischen Wirkung der schädlichen Darmmetaboliten erklären. Da die Gifte die Bildung von ATP (Adenosin-Tri-Phosphat) hemmen, fehlt es der Zelle langfristig an Energie.

„In der Zelle geht das Licht aus", so Henning Sartor. „Man fühlt sich müde und erschöpft."

Von allen Fäulnistoxinen wirkt Ammoniak am stärksten mitochondrienschädigend. Unter einer Vergiftung leiden vor allem die Nervenzellen, da diese über etwa zehnmal mehr Mitochondrien pro Zelle verfügen als die meisten anderen Körperzellen. Aus einer langfristigen Belastung durch Ammoniak aus dem Darm kann sich, wie bereits erwähnt, die hepatische Encephalopathie, eine Gehirnerkrankung, entwickeln. Auch diese äußert sich in der Regel zunächst in Form allgemeiner Erschöpfung. Im weiteren Verlauf kann die neuropsychiatrische

Erkrankung alle Funktionen des Zentralen Nervensystems einschränken. Burnout, Verwirrung, Vergesslichkeit, Gedächtnisverlust, Demenz, Depression und Morbus Parkinson zählen zu den möglichen Folgen.

„Alle klagen doch heute über Erschöpfung", sagt Henning Sartor. „Kaum jemand sagt noch: Ich bin fit wie ein Turnschuh. Das hört man sehr selten."

Diese Beobachtung kann ich nur bestätigen. Viele Personen in meinem engen Umfeld, seien es Familienmitglieder, Freunde oder Bekannte, fühlen sich häufig müde oder antriebslos.

„Ich bin fix und fertig", höre ich auch meinen Freund sagen, als er an diesem Abend von der Arbeit nach Hause kommt.

„Warum bist du fix und fertig?"

„Naja, ich hatte eben einen langen, anstrengenden Tag."

Er reibt sich die Augen und ich beschließe, ihn nicht darauf hinzuweisen, dass auch eine stille Entzündung der Grund für seine Erschöpfung sein könnte. Schließlich geht es mir selbst ja ähnlich: Manchmal habe ich so wenig Energie, dass ich mich schon am Vormittag wieder ins Bett legen könnte. Stattdessen trinke ich zwei Tassen schwarzen Kaffee und schiebe meine Erschöpfung auf zu viel Stress, zu wenig Schlaf, meine beginnende Menstruation, zur Not – wenn nichts davon zutrifft – auch auf Wetterumschwünge oder den Vollmond. Nie aber kam mir bisher der Gedanke, dass meine wiederkehrenden und langanhaltenden Energietiefs mit chronischen Entzündungen oder überhaupt in irgendeiner Weise mit meinem Darm zusammenhängen könnten. Da mich das

Thema nun aber nicht mehr loslässt, beschließe ich, noch tiefer zu graben. Jetzt möchte ich es genau wissen, die ungeschönte Wahrheit: Was sind die langfristigen Folgen der Silent Intoxication und der Silent Inflammation? Welche chronischen Erkrankungen können langfristig durch ein mikrobielles Ungleichgewicht im Darm entstehen? Als ich mir erneut die Handouts der Vorträge ansehe, die Burkhard Schütz und Henning Sartor in Köln gehalten haben, stoße ich schließlich auf die Abbildung, nach der ich gesucht habe. Die Folie stammt aus Schütz' Vortrag und ist mit „Klinische Relevanz der intestinalen Mikrobiota" überschrieben. Darunter ist eine Auswahl jener Erkrankungen grafisch dargestellt, deren Entstehung und Verlauf durch unsere Darmbakterien und ihre Stoffwechselprodukte beeinflusst werden können. Natürlich – das hat auch Schütz in seinem Vortrag betont – ist nicht die stille Vergiftung allein für die Entstehung chronischer Erkrankungen verantwortlich. Es gibt noch viele weitere mögliche Ursachen und Einflussfaktoren, darunter die individuellen genetischen Voraussetzungen, Stress, Übergewicht, hormonelle Ungleichgewichte oder Umweltgifte. Nichtsdestoweniger spielen die Darmbakterien bei Krankheitsentstehung und -verlauf eine wesentliche Rolle. Das tatsächliche Ausmaß ihrer Einwirkung begreife ich allerdings erst, als ich die Liste der Erkrankungen durchgehe, die durch Darmbakterien und ihre Metabolite bedingt sein oder stark beeinflusst werden können:

- immunologische Erkrankungen wie chronisch entzündliche Darmerkrankungen
- Reizdarmsyndrom, Allergien, Asthma, Hashimoto, MS und Zöliakie
- orthopädische Erkrankungen wie Osteoporose

- Erkrankungen des rheumatischen Formenkreises
- internistische Erkrankungen wie Adipositas, Diabetes mellitus, das metabolische Syndrom
- Karzinome und kardiovaskuläre Erkrankungen
- neuropsychiatrische Erkrankungen wie Angsterkrankungen, viszeraler Schmerz, Demenz Stresserkrankungen, Depression, ja, sogar Essstörungen und Autismus

Als ich all das lese, werde ich schlagartig wütend auf die Verbrecherkeime in unseren Därmen, die ganz offensichtlich für so viel Krankheit und Leid sorgen. Weil es aber schwierig ist, auf Millionen „böser" Darmbakterien gleichzeitig wütend zu sein, möchte ich nun herausfinden, welche konkreten Keime bei bestimmten Erkrankungen zur Rechenschaft gezogen werden müssen. Dabei interessiere ich mich vor allem für jene Mikroben, die bei Alzheimer und Depressionen aktiv werden. Wie bereits erwähnt, sind diese Krankheiten in meiner Familie weit verbreitet und schweben daher wie ein Damoklesschwert über mir und dem Wunsch eines möglichst gesunden Alterns. Wenn ich wüsste, welches Darmbakterium bei dementen und depressiven Menschen tatverdächtig ist,

> *„Es gibt nicht das eine Bakterium oder die eine Bakterienkonstellation, die eine bestimmte Erkrankung auslöst."*
>
> Burkhard Schütz

müsste es doch sicher auch möglich sein, es gezielt zu eliminieren beziehungsweise sein Wachstum zu verhindern – oder?

Als ich kurz darauf Burkhard Schütz kontaktiere, um ihm genau diese Fragen zu stellen, nimmt er mir sofort den Wind aus den Segeln: „Es gibt nicht das eine Bakterium oder die eine Bakterienkonstellation, die eine bestimmte Erkrankung auslöst."

Ganz abwegig sind meine Überlegungen allerdings auch nicht. Wie Schütz mir erzählt, hat man auch in seinem Labor lange versucht, einzelne Bakterien oder Bakteriengruppen im Mikrobiom als Ursache bestimmter Erkrankungen zu identifizieren.

„Wir haben sehr viele Studien durchgeführt, unter anderem mit Alzheimer-, Tinnitus-, Reizdarm- und Burnout-Patienten. Schließlich haben wir jedoch erkannt, dass es eine viel zu simple Sichtweise ist, einzelne Keime mit einem erhöhten Risiko für bestimmte Erkrankungen zu assoziieren. Wir mussten also die Fragestellung ändern."

Anstelle der Frage, welches Darmbakterium eine bestimmte Krankheit auslöst, trat jene nach dem „Wie". Wie fördern Darmbakterien durch ihren Stoffwechsel bestimmte Erkrankungen, welche bakteriellen Metabolite und Toxine werden jeweils aktiv? Über eine Analyse des Metaboloms und der Stoffwechselwege der Bakterien ist es tatsächlich möglich, einige krankheitsspezifische Muster zu erkennen.

„Gerade bei Alzheimer", sagt Burkhard Schütz, noch bevor ich ihn darauf ansprechen kann, „kann man häufig einen sehr klaren Zusammenhang erkennen. Bei Alzheimerpatienten führt ein ungünstig verschobenes Mikrobiom in der Regel zu Veränderungen im Gallensäurestoffwechel. Das heißt, sie haben meist einen relativ hohen Spiegel sogenannter zytotoxischer sekundärer Gallensäuren, die dafür bekannt sind, genau jene Veränderungen im Gehirn hervorzurufen, die früher oder später zu den bekannten Symptomen führen."

Andere Toxine wie Indoxylsulfat und p-Cresol werden eher dem kardiovaskulären Sektor zugeordnet. Menschen, deren Darmbakterien Indoxylsulfat und p-Cresol produzieren, haben ein erhöhtes Herzinfarkt- und Schlaganfallrisiko, zudem können die Toxine chronische Nierenerkrankungen fördern. Obwohl also durchaus Korrelationen erkennbar sind, ginge es jedoch auch in Bezug auf das Metabolom zu weit, von einem direkten, ursächlichen Zusammenhang zwischen Darmmetaboliten und bestimmten chronischen Erkrankungen zu sprechen.

„Die Art der Toxine spielt zwar eine Rolle", sagt Schütz, „aber die Manifestation im Körper kann durchaus unterschiedlich sein. Über einen Leaky Gut gelangen die Toxine in den ganzen Körper und können dort an unterschiedlichen Stellen ansetzen."

Da meist nicht nur ein Toxin isoliert vorhanden ist, kommt es zudem auf die Zusammenstellung der Toxine an. Je nachdem, wie das individuelle Toxinprofil aussieht, werden tendenziell zum Beispiel eher neuronale Schäden oder Schäden an den Blutgefäßen gefördert. Hinzu kommen die genetischen Voraussetzungen.

„Bei mir waren es die Allergene", erzählt mir Henning Sartor. „Mir fehlt ein Teil eines bestimmten Enzymkomplexes: der Glutathion-S-Transferase. Da meine Leberentgiftung genetisch nicht richtig angelegt ist, bin ich ein eher kränklicher Mensch. Als jemand, der nicht richtig entgiften kann, bin ich natürlich viel anfälliger für diese intestinalen Toxine als jemand, bei dem die Entgiftung reibungslos funktioniert."

Als Gegenbeispiel nennt er Helmut Schmidt. „Helmut Schmidt, das ist ja der Klassiker. Der hat nonstop geraucht und ist trotzdem über Neunzig geworden. Er konnte im Gegensatz zu mir anscheinend alles entgiften. Ich hingegen wäre schon längst unter der Erde, hätte ich geraucht in diesem Leben."

Die eigene Genetik, das nehme ich als Quintessenz mit, beeinflusst die Immunabwehr und somit auch, ob und auf welche Weise sich bakterielle Toxine gesundheitsschädigend auswirken. Eine glasklare Korrelation zwischen einzelnen Bakterien oder Metaboliten und bestimmten Erkrankungen gibt es hingegen nicht. Meine kindliche Sehnsucht nach einfachen Antworten muss also ungestillt bleiben. Mal wieder sind die Dinge deutlich komplexer – in diesem Sinne aber auch interessanter – als gedacht.

Chronische Verstopfung als Killer

„Wer nicht lange leben will, muss nur verstopft genug sein." So hat es Henning Sartor, zwar mit einem Augenzwinkern, aber durchaus ernst gemeint, auf den Punkt gebracht. In anderen Worten: Wenn unsere Longevity uns am Herzen liegt, sollten wir eine Verstopfung unbedingt vermeiden. Nun stellt sich die berechtigte Frage, warum ausgerechnet eine träge Verdauung ein langes, gesundes Leben behindern soll. Und wie hängt die Verstopfung mit der Silent Intoxication zusammen, wenn überhaupt? Tatsächlich gehen beide Phänomene – die

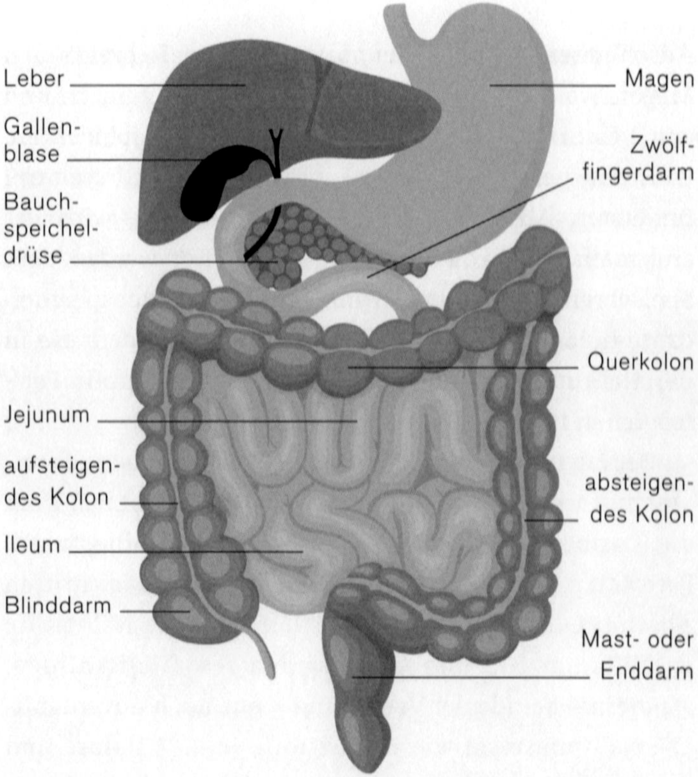

stille Vergiftung und die Obstipation – meist Hand in Hand. Die im medizinischen Kontext häufig als *Slow Transit Constipation* bezeichnete Verstopfung kann dabei sowohl eine Vorstufe als auch eine Begleiterscheinung der Silent Intoxication sein. Um das zu verstehen, hilft ein Blick auf den Verdauungsprozess, der – anders, als die meisten Menschen annehmen – sehr viel mehr beinhaltet als die bloße Nahrungsaufnahme und -ausscheidung. Bei einer idealen Digestion wird die Nahrung zunächst im Mund mechanisch durch das Kauen und chemisch über Speichelenzyme zerkleinert. Bereits dieser Schritt macht etwa die Hälfte des Verdauungsprozesses aus – wir erinnern uns: „Gut gekaut, ist halb verdaut!".

Anschließend wandert der vorverdaute Speisebrei in den Magen, wo die Proteine von der Magensäure zersetzt und von Proteasen und Peptidasen wie Pepsin in kleinere Bausteine zerlegt werden. Weiter geht es im Dünndarm: Im ersten Abschnitt, dem Zwölffingerdarm, wird die enzymatische Verdauung fortgesetzt. Hier werden dem Speisebrei Verdauungsenzyme aus der Bauchspeicheldrüse hinzugefügt. Die Galle emulgiert außerdem die in der Nahrung enthaltenen Fette, indem sie große Fetttröpfchen in kleine Partikel zerlegt.

Der Leerdarm oder Jejunum, der mittlere Dünndarmabschnitt, ist der Hauptort der Nährstoffaufnahme. Über die Darmzotten gelangen hier wichtige Aminosäuren, Fettsäuren und Vitamine ins Blut. Nachdem im dritten Abschnitt des Dünndarms, im Ileum, letzte Nährstoffe wie Vitamin B12 und Gallensäuren resorbiert wurden, wandern – bei idealer Verdauung – nur noch unverdauliche Nahrungsreste wie Ballaststoffe (z. B. Zellulose und resistente Stärke) weiter in den Dickdarm, der sich aus Blinddarm, Kolon und Mastdarm zusammensetzt. Im Kolon findet die Fütterung unserer Darmbakterien statt. Besteht das Futter ausschließlich aus unverdaulichen Ballaststoffen, freuen sich unsere „guten" Darmmitbewohner wie die Actinobakterien. Sie können die Ballaststoffe fermentieren und daraus gesundheits- und langlebigkeitsfördernde Stoffwechselprodukte wie kurzkettige Fettsäuren und Vitamine bilden. Zudem wird im Dickdarm der Stuhl eingedickt und geformt, indem ihm Wasser und Elektrolyte entzogen werden. Schlussendlich kommt es im Enddarm zur Ausscheidung der unverdaulichen Reste. Neben den nicht verwerteten Speiseresten besteht der ausgeschiedene Stuhl größtenteils aus Wasser sowie aus Fetten, Stoffwechselendprodukten und Darmbakterien.

In einer Gleichung ausgedrückt, lässt sich dieses Idealszenario folgendermaßen darstellen:

100% Verdauung × gesundes Mikrobiom
= 0% Fehlverdauung = 0% Silent Intoxication

Doch was passiert, wenn eine oder mehrere Stellschrauben im Verdauungsprozess nicht ideal funktionieren? Man ahnt es bereits: Die Gleichung geht nicht auf. Es kommt zu einer Fehlverdauung und in der Folge sehr häufig zu einer stillen Vergiftung. Die Weichen dafür werden bereits im Mund gestellt: Der wohl häufigste Fehler ist zu schnelles Essen ohne ausreichendes Kauen und Einspeicheln.

„Wir sollten uns die Franzosen zum Vorbild nehmen, zumindest in dieser Hinsicht", sagt Henning Sartor und meint damit die französische Esskultur, in der man sich für gesellige Mahlzeiten oft Zeit nimmt. Sieben Gänge, drei Stunden, kleine Portionen, langsames Genießen. „Menschen, die so essen, sind anschließend gut satt, haben aber – selbst, wenn die Nahrungsmittelauswahl nicht ideal war – meist keine gestörte Verdauung."

Neben einer zu hastigen Nahrungsaufnahme können auch Zahnfehlstellungen oder Zahnlücken dazu führen, dass die Nahrung nicht richtig zerkleinert und für die weiteren Verdauungsschritte bestmöglich vorbereitet wird. Kommt nach dem Schlucken statt gut zerkleinerter Nahrung ein Speisebrocken im Magen an, ist es nur logisch, dass die Magensäure die darin enthaltenen Proteine nicht gut und vollständig zersetzen kann. Sie braucht für den Vorgang außerdem länger, sodass sich die Magenverweildauer verlängert. Auch die Prozesse der weiteren Verdauungsabschnitte laufen zeitverzögert ab, was spätestens im Kolon zu einem echten Problem wird: Kommt es hier nicht zu einer zeitgerechten Entsorgung des Stuhls – also zum Stuhlgang – haben die pathogenen Darmbakterien mehr Zeit, ihre toxischen Metabolite zu bilden. Man kann sich das wie einen defekten, mit Giftabfällen gefüllten Güterzug vorstellen, der kurz vor dem Endbahnhof ungeplant auf freier Strecke halten muss. Je länger er dort steht, desto mehr giftige Gase und Dämpfe können entweichen und die Umgebung schädigen. Erst verwelken nur die Blümchen an den Gleisen, später gehen auch die Büsche an der Straße und Bäume in der nahegelegenen Wohnsiedlung ein. Auf den Darm übertragen, heißt das: Je länger die Verweildauer des Stuhls im Dickdarm, desto stärker die Belastung des Körpers mit Toxinen.

„Je länger der Stuhl im Darm bleibt, desto schlechter geht es unserem Immunsystem, unserem Nervensystem und der Darmwand selbst. Auch Dickdarmkrebs kann leichter entstehen“, fasst Burkhard Schütz die Korrelation zwischen der Verweildauer des Stuhls und gesundheitlichen Folgeschäden zusammen.

Ein entscheidender Punkt ist also ein zeitgerechter Ablauf der Verdauung. Hinzu kommt der ideale Zeitpunkt der Resorption von Nährstoffen im Dünndarm. Sowohl für die Makronährstoffe (Kohlenhydrate, Proteine, Fette) als auch für Mikronährstoffe gibt es jeweils bestimmte ideale Resorptionszonen. Etwa in der Mitte des Dünndarms lässt sich gedanklich eine rote Linie ziehen, vor der sämtliche Makronährstoffe im Idealfall komplett verdaut und resorbiert worden sein sollten. Bei einer ideal laufenden Verdauung würden hinter diese rote Linie nur noch unverdauliche Ballaststoffe gelangen, die unsere „guten" Darmbakterien füttern. Überschreiten stattdessen viele nicht resorbierte Nährstoffe die rote Linie und gelangen ins Ileum, den letzten Abschnitt des Dünndarms, hat dies häufig Entzündungen und Schäden in der Darmwand zur Folge.

Zudem sorgt die reine Menge des unverdauten Speisebreis für einen Stau. Es geht nur langsam voran, der Transit des Darminhalts verzögert sich, daher auch der Begriff: Slow Transit Constipation.

Eine zu langsame Darmpassage im Dickdarm kann auch SIBO *(Small Intestinal Bacterial Overgrowth)*, eine Dünndarmfehlbesiedlung, verursachen. Durch den Stau im Kolon und die verlangsamte Darmbewegung, sammeln sich Bakterien an, die vom Dickdarm ins Ileum zurückwandern. Dort haben die Mikroben allerdings nichts zu suchen, was sich negativ in Form von Blähungen und Völlegefühl direkt nach dem Essen, Bauchschmerzen und starken Durchfällen äußern kann. Zudem kann es bei SIBO zu Nährstoffmängeln kommen, da die Toxine aus den zurückgewanderten Bakterien die Darmwandzellen des Ileums schwächen und diese dann Nährstoffe wie Vitamin B12, die normalerweise im Ileum resorbiert werden, nicht ausreichend ins Blut aufnehmen können. Das Tückische an SIBO ist, dass die Erkrankung häufig unerkannt bleibt, weil ihre Symptome oft jenen eines Reizdarmsyndroms oder jenen von Nahrungsmittelunverträglichkeiten ähneln.

Generell wurde dem Dünndarm in der Medizin lange Zeit nur wenig Beachtung zuteil. Das liegt unter anderem an der Schwierigkeit, ihn mittels bildgebender Ver-

„Eine Obstipation ist immer auch eine Intoxikation. Alter Stuhl ist einfach giftig.“

Henning Sartor

fahren darzustellen. Röntgen, MRT, CT oder Sonographie liefern in der Regel nur ungenaue Bilder und sind für eine präzise Diagnostik ungeeignet. Dennoch wäre es ein Fehler, den Dünndarm im Kontext der Slow Transit Constipation zu vernachlässigen. Schon F. X. Mayr wies darauf hin, dass nicht nur der Dick-, sondern auch der Dünndarm häufig zu träge arbeitet, sodass der Bauch bei betroffenen Personen hart und gespannt ist wie eine Trommel. Aufgrund der lebenswichtigen Aufgabe des Dünndarms, den gesamten Organismus mit Nährstoffen zu beliefern, hat eine Dünndarmträgheit mitunter sogar noch weitreichendere Konsequenzen als eine verlangsamte Arbeit des Dickdarms. Die Darmträgheit als solche bezeichnete F. X. Mayr daher bereits im Jahr 1912 als „das folgenreichste, das verbreitetste und doch unbekannteste aller Übel“.

Und was sind nun die Folgen der Slow Transit Constipation? Neben Symptomen wie einem starken Bläh- oder Trommelbauch, wie er unter anderem bei SIBO-Patienten oft zu beobachten ist, kann es durch einen Nährstoff- und ATP-Mangel auch zu starker Müdigkeit kommen. Migräne oder Depressionen sind ebenfalls keine seltenen Begleiterscheinungen, da der zu lange im Darm verweilende Stuhl über den Zwischenschritt der Intoxikation eine Neuroinflammation im Gehirn auslösen kann. Langfristig drohen bei schweren oder häufigen Verstopfungen all jene Erkrankungen, die auch mit einer Silent Intoxication assoziiert werden: Hauterkrankungen wie Akne, Autoimmunerkrankungen, Allergien, neurodegenerative Erkrankungen, Leber- und Nierenerkrankungen, Karzinome und viele weitere.

„Eine Obstipation ist immer auch eine Intoxikation", fasst Henning Sartor es zusammen. „Alter Stuhl ist einfach giftig."

Er erzählt mir die Anekdote einer 90-jährigen Patientin, die er während seiner Tätigkeit als Hausarzt in Westfalen betreute. Wie viele Senior:innen begleitete Sartor auch diese alte Dame über viele Jahre und sah sie regelmäßig, immer dienstags, zur Visite im Pflegeheim.

„Wenn ich kam, saß die Patientin immer vor sich hin dämmernd und kaum ansprechbar in ihrem Rollstuhl. Ich dachte, das sei ihr ganz normaler Zustand."

Dann aber kommt Henning Sartor einmal ausnahmsweise donnerstags statt dienstags ins Heim und staunt nicht schlecht. Die ältere Dame begrüßt ihn freundlich, sieht ihn mit wachen Augen an und fragt: „Hallo, Herr Doktor, wie geht's Ihnen?"

Sartor denkt zunächst, er sei im falschen Zimmer. Er spricht die Schwester an, die das verneint und ihm erklärt, dass jeden Mittwoch im Heim der sogenannte „Abführtag" stattfindet. Einmal wöchentlich wird der Darm der Heimbewohner:innen entleert. „Es ist erstaunlich", meint die Schwester in Bezug auf die Patientin. „Nach dem Einlauf ist sie jedes Mal für ungefähr drei Tage richtig gut drauf, bevor sie wieder wegdämmert."

Henning Sartor ist sofort klar, dass die schwere Obstipation der Patientin die Ursache ihrer Müdigkeit und die

Darmentleerung der Grund für ihr plötzliches Aufblühen ist.

„Die Entsorgung von altem Stuhl ist ein essenzielles Werkzeug für eine ursächliche Therapie", sagt er. „Die Fäulnisgifte müssen entsorgt werden, sonst kann sich der Organismus nicht vollständig regenerieren."

Als ich diese eindrückliche Geschichte der Dame im Pflegeheim höre, muss ich an meinen dreiundneunzigjährigen Großvater denken. Auch er lebt schon seit Jahren im Pflegeheim und beklagt sich oft über seine strukturierten, aber eintönigen Tage. Ich sehe ihn vor mir, wie er in seinem dunklen, stickigen Zimmer im Sessel sitzt und genauso wach, aber teilnahmslos vor sich hindämmert wie die alte Dame, von der Henning Sartor mir gerade erzählt hat. Ich habe mit meinem Großvater noch nie über seine Verdauung gesprochen. Nun aber nehme ich mir vor, die Pflegekräfte bei meinem nächsten Besuch zumindest zu fragen, ob es im Heim auch so etwas wie einen „Abführtag" gibt. Als wäre die Vorstellung eines in einem gebrechlichen, depressiven Zustand verbrachten Lebensabends nicht schon abschreckend genug, denke ich. Aber wie muss es erst sein, den eigenen Darm nicht mehr aus eigener Kraft entleeren zu können; vielleicht sogar zu wissen, dass man, solange der alte Stuhl nicht richtig entsorgt wird, innerlich schleichend vergiftet wird.

Zumindest leide ich selbst nicht unter Verstopfung und, soweit ich weiß, auch mein enges Umfeld nicht. Nur auf Reisen, wenn ich kurzzeitig aus dem eigenen Alltag und Biorhythmus herausgerissen werde, ist mein Stuhlgang manchmal unregelmäßig. Als ich den Gedanken vor Henning Sartor laut ausspreche, muss ich plötzlich lachen. Erstaunlich, denke ich, wie schnell man doch gewisse Hemmungen verliert. Vor einigen Wochen hätte ich mich – wie vermutlich die meisten Menschen – noch geniert, über ein Thema wie Verstopfung oder Stuhlgang offen zu sprechen.

„Da bist du bei weitem nicht die Einzige", sagt Henning Sartor schmunzelnd. „Wenn ich sie frage, wie es mit ihrem Stuhlgang aussieht, antworten 99 Prozent meiner Patientinnen und Patienten: normal. Was aber keinesfalls heißt, dass sie keinen Blähbauch oder keine Verstopfung hätten. Sie haben sich einfach nur an einen bestimmten Status Quo gewöhnt."

Tatsächlich sind die meisten Menschen mit einer sogenannten westlichen Lebensweise – ob es ihnen selbst nun bewusst ist oder nicht – von einer schwächer oder stärker ausgeprägten Slow Transit Constipation betroffen. Die Verstopfung zeichnet sich durch einen Stuhl mit fester Konsistenz und einen Stuhl-pH von 7 bis 9 oder sogar noch höher aus.

„Je älter der Stuhl im Darm, desto höher der pH-Wert", erklärt Sartor. „Idealerweise sollte dieser im Darm allerdings nur bei 6,0 liegen."

Beim Stichwort „pH-Wert" muss ich an den Chemieunterricht in der Schule zurückdenken. Damals haben wir Indikatorpapier in verschiedene Flüssigkeiten wie Zitronensaft, Seifenwasser oder Mineralwasser gehalten. Die Farbe, die der Streifen nach einigen Sekunden annahm, gab Aufschluss über den Säure-Basen-Gehalt. In meinem Kopf beginnt es zu rattern. Ein pH-Wert von 6,0 …

„Aber unter sieben ist doch sauer!", sage ich schließlich, ein wenig stolz darauf, dass vom Schulstoff offenbar doch noch etwas hängengeblieben ist.

Henning Sartor nickt. „Im Darm sollte ein saures Milieu auch das Ziel sein."

Hierzu muss man wissen, dass sich der ideale pH-Wert von Körperregionen zu Körperregion unterscheidet. Während zum Beispiel der Speichel einen neutralen pH-Wert von 6,2 bis 7,6 aufweisen sollte, hat das Blut einen konstanten pH-Wert von 7,4. Und im Darm? Hier ist ein saures Milieu genau die Umgebung, die unsere „guten" Darmbakterien sich wünschen. Man stelle sich eine Gruppe Reisender vor, die an einem Ort mit heißem, mediterranem Klima – sagen wir mal: auf Sizilien – einige Tage verbringt. Nach einem langen Anreisetag erreicht die Gruppe am Abend, verschwitzt und erschöpft, ihre gebuchte Unterkunft. Schon beim Betreten der Hotellobby atmen alle erleichtert auf. „Einfach perfekt", sagt einer der Reisenden mit Blick auf die edlen Terrakottafliesen und den italienischen Brunnen neben der Rezeption. „Genau so, wie ich es mir vorgestellt habe." Eine andere Reisende stimmt zu: „Ja, und so herrlich kühl ist es hier!"

„Und so herrlich sauer ist es hier!", rufen hingegen die Actinobakterien und weitere positive Bakteriengruppen in unserem Darm, wenn sie dort ein für sie ideales – saures – Milieu vorfinden. Als gute Hoteliers sollten wir uns also nicht nur darum kümmern, dass unsere Wunschgäste satt werden. Auch das Ambiente in unserem Darmhotel muss stimmen. So sorgen wir gleichzeitig dafür, dass die Proteobakterien gar nicht erst bei uns einchecken wollen. Denn als Grundregel gilt: Was die Actinobakterien schätzen, stößt die „Proteos" ab. Ein Satz wie „Und so herrlich sauer ist es hier!" würde letzteren niemals über die Lippen kommen. Stattdessen mögen sie es basisch. Eine Slow Transit Constipation ist für die Proteobakterien daher wie ein Lottogewinn – je verstopfter, desto besser. In einem basischen Milieu mit einem pH-Wert von 7 bis 9 können die Verbrecherkeime wunderbar wachsen und ihre Giftstoffe verbreiten. Gleichzeitig verschwinden die „guten" Darmmitbewohner und damit auch ihre wichtigen Stoffwechselprodukte, vor allem die kurzkettigen Fettsäuren *(Short-Chain Fatty Acids)*, aus dem Darm.

Die enge Korrelation zwischen einem basischen pH-Wert und Verstopfung zeigt sich schon bei Babys. Henning Sartor beobachtet eines immer wieder: „Sobald die Mütter abgestillt haben, bekamen fast alle Kinder eine Obstipation und einen Blähbauch. Das war fast so sicher wie das Amen im Gebet."

Aber woran liegt das? Mal wieder, zumindest hauptsächlich: am Milieu. Muttermilch ist reich an Humanen Milch-Oligosacchariden (HMOs), die präbiotisch wirken und das Wachstum günstiger Darmbakterien wie Bifidobakterien fördern. Somit unterstützen sie ein saures Milieu im Darm des Babys, was vor schädlichen Keimen schützt, Gasbildung reduziert und den Stuhl weich hält. Die in der Muttermilch enthaltenen natürlichen Laxantien wirken außerdem leicht abführend und regen sanft die Darmbewegung an. Hinzu kommt eine optimale Zusammensetzung von Proteinen und Fetten, die der unreifen Verdauung des Babys angepasst ist. Auch Enzyme wie Lipase, die die Fettverdauung unterstützen, helfen, Verstopfung und einen Blähbauch zu verhindern. Fällt nach dem Abstillen die natürliche Verdauungshilfe durch die Muttermilch weg, ist eine Darm-Passagestörung bei Babys beinahe vorprogrammiert.

„Und das ist fatal“, betont Henning Sartor. „Man muss sich vorstellen, was passiert, wenn Kinder schon in der Entwicklungsphase des Gehirns beispielsweise einen hohen Ammoniakspiegel haben. Als Resultat einer Verstopfung. Wie soll sich das Gehirn denn gut entwickeln, wenn rund um die Uhr neurotoxische Substanzen aus dem Darm kommen?“

Henning Sartor lässt die Frage so im Raum stehen, aber ich kann mir die Antwort ungefähr denken.

„Eine Obstipation bei Kindern ist ein absolutes No-Go“, sagt Sartor. „Und nicht nur bei Kindern, auch bei Erwachsenen. Bei uns allen.“

Aber wie erkennt man denn überhaupt, ob man verstopft ist, gerade, wenn es sich nur um eine leichte Verstopfung handelt? Eine verlässliche, klinische Antwort liefert eine Mikrobiomanalyse, die neben den Standardwerten auch für den Bereich der Maldigestion und Malabsorption relevante Parameter berücksichtigt. Unter anderem können Verdauungsrückstände und Entzündungsmarker wie Calprotectin, aber auch der Wassergehalt und pH-Wert des Stuhls sehr präzise bestimmt werden. Wer sich bereits zuvor einen groben Eindruck über die Situation im eigenen Darm verschaffen möchte, kann den pH-Wert auch zu Hause selbst bestimmen. Dazu verwendet man am besten dieselben Lackmusstreifen, die für Messungen des Urin-pHs oder für Experimente im Chemieunterricht genutzt werden. Hält man das Indikatorpapier einige Sekunden an den Stuhl und wartet, bis es sich mit etwas Flüssigkeit vollsaugt, kommt es anschließend zu einer Färbung. Die Farbe des Papiers gibt Aufschluss über ein saures oder basisches Darmmilieu. Ab einem pH-Wert von 7 liegt eine Obstipation vor. Vom Gegenteil, der Diarrhoe oder dem Durchfall, spricht man hingegen, wenn der pH im Stuhl unter 5,5 fällt.

In einigen Fällen ist die Messung des Stuhl-pHs jedoch gar nicht notwendig, um eine Slow Transit Constipation zu diagnostizieren, da bereits die Frequenz der Stuhlgänge als Diagnosekriterium ausreicht.

„Ich habe Patienten, die haben nur einmal alle drei bis vier Wochen Stuhlgang", erzählt Burkhard Schütz. „Die Auswirkungen dieser krassen Verstopfung können wir im Befund genau nachvollziehen. Da die negativen Bakterien sehr viel Zeit haben, ihre toxischen Stoffwechselprodukte in das Darmlumen abzugeben, entsteht in der Regel auch ein Leaky-Gut-Syndrom. Ihren schlechten Gesundheitszustand infolge der Verstopfung und Intoxikation sieht man den Patienten oft deutlich an."

Schon wenn man nur jeden zweiten Tag „auf den Topf" kann, spricht man offiziell von einer Verstopfung. Optimal ist hingegen eine gründliche und vollständige Darmentleerung mindestens alle 24 Stunden. Und das ohne Pressen. Ein gesunder Darm kann sich völlig ohne Hilfe entleeren.

„Wer beim Stuhlgang pressen muss, hat schon eine Verstopfung", erklärt Henning Sartor. „Ein bis höchstens drei Mal täglich weicher, geformter, braun gefärbter Stuhlgang sollte das Ziel sein."

Die Form und Konsistenz des Stuhls können auch Anhaltspunkte für den pH-Wert im Darm und eine mögliche Dyspepsie liefern. Eine sehr anschauliche Übersicht liefert die 1997 entwickelte Bristol-Stuhlformen-Skala *(Bristol Stool Scale)*.[19] Laut der Skala ist Stuhl mit einer

„Wenn du dich nicht bewegst, bewegt sich der Darm auch nicht.“

Henning Sartor

wurstartigen, glatten Oberfläche oder sind einzelne, weiche Klümpchen mit unregelmäßigem Rand optimal. Wurstartiger, klumpiger Stuhl mit rissiger Oberfläche oder feste, schwer auszuscheidende Kügelchen weisen auf eine Verstopfung und Toxinbelastung hin. Einzelne weiche Klümpchen mit unregelmäßigem Rand oder flüssiger Stuhl fallen wiederum in den Bereich des Durchfalls. Auch dieser ist langfristig, nicht zuletzt aufgrund des damit einhergehenden Mineralverlusts, kein wünschenswerter Zustand. Sowohl Obstipation als auch Diarrhoe, sowohl ein zu basisches als auch ein zu saures Milieu im Darm, sollten also verhindert beziehungsweise behandelt werden.

Am besten gelingt das, indem man direkt an der Ursache ansetzt. Im Falle der Obstipation sind das neben der falschen Essweise vor allem ein Mangel an Ballaststoffen sowie zu wenig Bewegung und Stress. Die feste Stuhlkonsistenz bei einer Verstopfung ist darauf zurückzuführen, dass der Stuhl zu lange im Dickdarm verweilt, dessen Hauptaufgabe darin besteht, das Wasser herauszuziehen. Je länger der Stuhl im Darm bleibt, desto trockener ist er.

„Ich habe schon Patienten erlebt mit richtigen Kotsteinen“, sagt Henning Sartor. „Die Dinger waren so hart, damit hätte man jemanden erschießen können.“

Haben Menschen mit derart hartem Stuhl einfach zu wenig getrunken? Nein. Die Trinkmenge spielt zwar auch eine Rolle, aber vor allem geht es darum, ob das Wasser im Darm gebunden bleibt und nicht resorbiert wird. Dafür werden Quellstoffe, also Ballaststoffe, benötigt. Ein weicher Stuhl kann nur dann erreicht werden, wenn man ausreichend Wasser trinkt und Ballaststoffe zuführt.

In der Traditionellen Chinesischen Medizin wird die Verstopfung oder „intestinale Trockenheit" traditionell mit Maulbeerblättern und Schwarzem Sesam behandelt. Die Ballaststoffe in beiden Lebensmitteln fördern die Darmbewegung (Peristaltik) und eine weiche Stuhlkonsistenz. Eine 2024 veröffentliche chinesische Studie wies nach, dass Maulbeerblätter *(Morus alba L.)* und Schwarzer Sesam *(Sesamum indicum L.)* eine Slow Transit Constipation lindern können, indem sie unter anderem zu einem Abschwellen der Darmschleimhaut und dem Wachstum dichterer, höherer Darmzotten beitragen.[20]

Auch dem Aminosäuremangel im Blut, der häufig mit einer Verstopfung einhergeht, kann durch Ballaststoffe – aus Maulbeerblättern, Schwarzem Sesam oder zahlreichen weiteren natürlichen Quellen – entgegengewirkt werden. Das liegt daran, dass bei einer Slow Transit Constipation die Proteobakterien das Protein bereits im Darm zerlegen und zu Gift umwandeln. Wie bereits beschrieben, wird wertvolles Eiweiß, das wir aufnehmen, damit potenziell zu Bakterienfutter. Was einmal auf den Tellern der proteolytischen Bakterien gelandet ist und von diesen vertilgt wurde, ist für uns für immer verloren. Somit können wir auch von den Aminosäuren, aus denen das Protein besteht, nicht mehr profitieren. Der Mangel an Aminosäuren im Blut steigt mit dem Grad der Verstopfung, geht umgekehrt aber auch wieder zurück, sobald sich die Obstipation bessert oder bestenfalls komplett verschwindet.

Um dem Bewegungsmangel als Ursache der Verstopfung zu begegnen, wurde über viele Jahrzehnte, vor allem im 20. Jahrhundert, die „Rollkur" therapeutisch eingesetzt. Der an Verstopfung leidende Patient wurde dabei meist zunächst angewiesen, ein Glas warmes Wasser oder Kräutertee auf nüchternen Magen zu trinken. Anschließend begann das Rollen: Vom Rücken auf die rechte Seite, den Bauch, die linke Seite und wieder auf den Rücken. In manchen Varianten der Rollkur werden die einzelnen Positionen auch jeweils über einige Minuten gehalten. Das Ziel des Ganzen? Die Anregung der Darmbewegung, der sogenannten Peristaltik, sowie des Darminhalts und des Gallenflusses.

„Wenn du dich nicht bewegst, bewegt sich der Darm auch nicht", erklärt Henning Sartor dazu. „Der braucht schon zumindest eine leichte mechanische Unterstützung der Peristaltik, damit es bei der Verdauung weitergeht."

Wer langsam wie ein Gourmet isst, sich regelmäßig bewegt und auf eine ausreichende Zufuhr an Ballaststoffen achtet, hat also schon vieles getan, um einer Verstopfung vorzubeugen oder entgegenzuwirken. Außerdem sollte Stress, so gut es geht, vermieden werden. Da dieser jedoch nicht nur im Kontext der Slow Transit Constipation, sondern noch für viele weitere Bereiche der Mikrobiomgesundheit und Longevity relevant ist, wird das Thema an dieser Stelle ausgeklammert und stattdessen im Folgenden ausführlich besprochen.

Brandbeschleuniger Stress

Mein Freund und ich haben ein neues Ritual: Wann immer es uns irgendwie möglich ist, essen wir in Ruhe und ohne Ablenkungen. Keine Smartphones auf dem Tisch, keine Serien, Podcasts oder Nachrichten, nicht einmal Musik, die nebenher läuft. Volle Konzentration auf die Mahlzeit, das gründliche Einspeicheln und Kauen. Erst fühlt es sich merkwürdig an, sich in der stillen Wohnung an den Tisch zu setzen. Aber wir merken schnell, dass es uns beiden guttut.

„Denkst du eigentlich manchmal noch an Walter?", fragt mein Freund mich an einem dieser Abende.

„Na klar!"

„Er hat auch immer so langsam gegessen, weißt du noch? ‚Ein echter Genießer, unser Walter!', haben die anderen alten Leute immer gesagt."

„Ja, stimmt." Mit einem Mal sehe ich unseren ehemaligen Nachbarn wieder vor mir, wie er, den Kuchenteller auf dem Schoß balancierend, im Garten auf einem Klappstuhl unter dem Apfelbaum sitzt.

„So tiefenentspannt wie Walter wäre ich auch gerne", sagt mein Freund.

„Ja, ich auch."

Zweifelnd sieht mein Freund mich an. „Na, bis dahin ist es aber noch ein langer Weg."

„Was soll das denn heißen?", frage ich, dabei weiß ich ganz genau, was er meint. Mein hohes Arbeitspensum und meine Unfähigkeit abzuschalten sind in unserer Beziehung ein ständiges Reizthema. Während meinem Freund sein Feierabend und sein Wochenende heilig sind, erfülle ich das Klischee der Selbstständigen, die „selbst" und „ständig" arbeitet. Oft weiß ich nicht einmal, welcher

Wochentag ist, weil es für mich im Grunde keinen Unterschied macht. Dass das, was ich tagtäglich tue, sich meist gar nicht wie Arbeit anfühlt, ist einerseits ein großes Glück, ein Privileg – und andererseits genau das Problem. Aber auch abgesehen vom Beruflichen wäre es nicht richtig, mich als eine ausgeglichene, in sich ruhende Person zu bezeichnen. Ich kann einfach nicht besonders gut stillhalten. Ich sorge mich viel, schlafe wenig, bin hoffnungslos perfektionistisch, führe akribische To-do-Listen und grusele mich vor Strandurlauben, bei denen ich stundenlang nichts anderes tun soll, als auf einem Handtuch zu liegen und aufs Meer hinauszustarren. Mein Freund ist in dieser Hinsicht das genaue Gegenteil von mir: Er liebt es, lange auszuschlafen und ausgiebig zu frühstücken, lässt sich von verspäteten Bahnen und kaputten Küchengeräten nicht aus der Ruhe bringen und packt seinen Koffer immer erst am Abend vor der Abreise.

„Denkst du, es könnte regnen auf Malta?“, hat er mich am Vorabend unseres letzten gemeinsamen Urlaubs gefragt, während ich nach wiederholtem Prüfen des Wetterberichts längst Regencapes, Windjacken und mehrere Regenschirme eingepackt hatte.

„Du darfst dich einfach nicht so stressen lassen“, sagt er, als sei Stress nichts weiter als eine Entscheidung. Dabei habe ich über die Jahre selbst schon vieles ausprobiert, um Stress abzubauen und besser zur Ruhe zu kommen – nichts hat langfristig wirklich funktioniert. Ich weiß, dass Stress meine Achillesferse ist, einer der großen Stolpersteine auf dem Weg zu optimaler Gesundheit und Langlebigkeit. Auch beim Schreiben dieses Kapitels über Stress bin ich gestresst, denke an den nahenden Abgabetermin des Textes, die unfertige Steuererklärung, die wachsenden Wäscheberge, die vielen unbeantworteten Mails in meinem Postfach.

Fühle ich mich gestresst oder *bin* ich gestresst?

„Nimm dir Walter als Vorbild", rät mir mein Freund.

„Aber Walter hatte keine Verpflichtungen", wende ich ein, „außer sich um sich selbst und die Blumen im Vorgarten zu kümmern. Wenn ich so alt bin, mach ich das vielleicht genauso, aber jetzt ..."

„Wenn du so weitermachst, wirst du gar nicht erst so alt werden", sagt mein Freund. „Entschuldige, dass ich so direkt bin. Aber es ist doch wahr."

Hat er recht? Ist Walter nur deshalb hundertfünf geworden, weil er auch in früheren Lebensphasen nur selten gestresst war? Ich muss wieder an die Centenarians in den Blue Zones denken, an die Siesta der Menschen auf Ikaria und die Happy hour der sardischen Hundertjährigen. Zwischen der Art und Weise, wie wir mit Stress umgehen, und einem hohen, gesunden Lebensalter scheint es tatsächlich einen Zusammenhang zu geben. Mein Freund hat also durchaus einen Punkt.

Aber was genau ist Stress überhaupt? Vielleicht könnte man das Phänomen am besten als ein Missverhältnis zwischen den Anforderungen, die an einen Betroffenen gestellt werden, und seinen individuellen Ausgleichsmöglichkeiten wie positives Erleben, Selbstbestätigung oder Entspannung beschreiben. Das Bundesinstitut für Öffentliche Gesundheit definiert Stress schlicht als „die starke Beanspruchung eines Organismus durch innere oder äußere Reize".[21]

Was uns stresst und wie leicht wir uns stressen lassen, ist von Person zu Person verschieden. Neben beruflich bedingtem Stress durch Termindruck oder Konflikte am Arbeitsplatz gibt es auch den physischen Stress, der durch Schlafmangel, Hunger oder Übertraining entsteht. Weitere Stressformen sind psychischer Stress durch mentale Belastungen oder emotionale Konflikte sowie sozialer Stress, der unter anderem als eine Folge von Mobbing am Arbeitsplatz auftreten kann. Auch die digitale Reizüberflutung, die 24/7-Verfügbarkeit von News und Social Media, kann den Stresspegel erheblich erhöhen. In Deutschland fühlt sich Studien zufolge gut jede vierte Person häufig gestresst, wobei Frauen noch öfter betroffen sind als Männer.[22] Die häufigsten Stressoren sind dabei die Arbeit und hohe Ansprüche an sich selbst. Man kann also sagen: Wir leben in einer gestressten Gesellschaft.

Doch unabhängig davon, was den Stress auslöst: Was passiert bei Stress im Körper und warum gilt er als derart gesundheitsschädigend? Um die Frage differenziert zu beantworten, ist es zunächst wichtig, zwischen akutem Stress und chronischem Stress zu unterscheiden. Denn an und für sich ist Stress nichts Schlechtes. Vielmehr handelt es sich um eine natürliche Reaktion des Körpers, die es ihm ermöglicht, auf Herausforderungen und Bedrohungen adäquat zu reagieren. Geraten wir durch etwas – sei es eine akute Bedrohung, ein Ereignis oder einen Konflikt – unter Stress, setzt der Körper die sogenannte neuroendokrine Funktionsachse in Gang. Bei der Stressantwort werden zunächst innerhalb von Sekunden nach dem Stressimpuls Katecholamine wie Adrenalin, Noradrenalin und Dopamin freigesetzt. In der Folge steigen die Pulsfrequenz und der Blutdruck, aber auch die Leistungsbereitschaft und die mentale Aktivität. Erst

Minuten nach der Stresseinwirkung folgt die verzögerte, endokrine Antwort, bei der nach der schrittweisen Freisetzung mehrerer Hormone im Gehirn schließlich Cortisol aus den Nebennierenrinden ausgeschüttet wird.

Cortisol ist eines unserer wichtigsten Stresshormone. Es wird aus Cholesterin gebildet und stellt dem Körper schnell eine große Energiemenge zur Verfügung. So kann der Betroffene sich rasch aus einer Stresssituation retten – entweder durch Kampf oder durch Flucht. Was für unsere Vorfahren sicherlich ein Segen war, wenn sie dem oft zitierten Säbelzahntiger gegenüberstanden, ist heute nur noch selten nützlich. Schließlich lassen sich typische moderne Stresssituationen wie Konflikte mit dem Chef, Zukunftsängste oder Beziehungsprobleme nur selten durch Weglaufen oder körperliche Verteidigung lösen. Die körperliche Reaktion auf Stress ist jedoch dieselbe.

DEEP DIVE: Cortisol

Da der Körper das hohe Energieangebot durch Cortisol nicht für die körperliche Betätigung nutzen kann, muss er es auf andere Weise verarbeiten. Eine mögliche Reaktion ist eine vermehrte Insulinproduktion, die langfristig die Insulinrezeptoren schädigen und eine Insulinresistenz begünstigen kann. Wird bei Dauerstress immer wieder Cortisol ausgeschüttet, belasten der dauerhaft hohe Blutzucker und der erhöhte Blutdruck zudem die Organe. Weil für Kampf- und Fluchtbereitschaft vor allem Gehirn, Herz und Muskeln dringend durchblutet werden müssen, fehlt das Blut unter anderem in der Haut und im Darm, was Verdauungsstörungen fördert. Darüber hinaus hemmt Cortisol die zelluläre Immunantwort, weshalb Menschen mit einem erhöhten Cortisolspiegel meist infektanfälliger sind und ein erhöhtes Adipositas- und Krebsrisiko haben.

Die individuelle Stressbelastung lässt sich mit Hilfe einfacher Speicheltests bestimmen, mit denen der Cortisolspiegel zu verschiedenen Tageszeiten gemessen wird. Etwa ein bis zwei Stunden nach dem Aufwachen ist – bei einem normalen Cortisol-Tagesprofil – das Maximum des Cortisolspiegels erreicht. Im weiteren Tagesverlauf sinken die Werte kontinuierlich ab, steigen am frühen Nachmittag noch einmal leicht an und erreichen am Abend ihren Tiefstand. Wird in Stress-Situationen vermehrt Cortisol ausgeschüttet, verändert sich das Tagesprofil entsprechend. Ein völlig anderes Bild zeigt sich allerdings, wenn chronischer Stress über einen langen Zeitraum anhält.

Nach einer Phase generell erhöhter Cortisolspiegel kommt es langfristig zu einem Absinken der Speichel-Hormonkonzentration, bis schließlich alle Cortisolwerte unter die Norm fallen. Dass liegt daran, dass sich die Stresshormonproduktion in der Nebennierenrinde mit der Zeit erschöpft. Verminderte Cortisolspiegel sind charakteristisch für Menschen mit einem Burnout oder Chronic Fatigue Syndrom.

Die wichtigsten Gegenspieler des Cortisols heißen Melatonin und DHEA (Dehydroepiandrosteron). Melatonin hat im Vergleich zu Cortisol einen genau entgegengesetzten Tagesrhythmus und ist für einen regulierten Schlaf-Wach-Rhythmus entscheidend. Während Cortisol morgens ansteigt und abends abfällt, ist Melatonin morgens erniedrigt und steigt im Tagesverlauf. Seinen Höchstwert erreicht Melatonin bei einem normalen Verlauf in der

Tiefschlaf- und Regenerationsphase zwischen zwei und vier Uhr nachts. Kurz gesagt: Cortisol sorgt dafür, dass wir morgens wach und energiegeladen in den Tag starten, Melatonin lässt uns abends müde werden und hilft uns beim Einschlafen.

Bei Stress wird zudem vermehrt Melatonin aus der Epiphyse, der Zirbeldrüse, ausgeschüttet. Als Cortisol-Antagonist gleicht Melatonin dessen destruktive Effekte teilweise aus, indem es das Immunsystem stimuliert sowie tumorhemmend und blutdrucksenkend wirkt. Eine ähnlich ausgleichende Wirkung hat auch das DHEA. Es ist nicht nur ein wichtiges Vorläuferhormon für Testosteron und Östrogen, sondern kann sich auch positiv auf die Blutfettwerte auswirken, indem es das „schlechte" LDL-Cholesterin senkt und das „gute" HDL-Cholesterin steigert. Des Weiteren verbessert DHEA die zelluläre Immunantwort sowie die Insulinsensitivität und wirkt antientzündlich.

Apropos Entzündungen: Auch zwischen Stress und Silent Inflammation gibt es einen engen Zusammenhang.

„Stress macht Entzündung", ist ein Satz von Burkhard Schütz, der mir in Erinnerung geblieben ist, weil er ein sehr komplexes und vielschichtiges Thema in nur drei Worten treffend auf den Punkt bringt. Stress kann im Körper sowohl Entzündungen hervorrufen als auch bereits bestehende Entzündungen verstärken. Bildlich gesprochen, ist er sowohl das Streichholz, das die erste Flamme entfacht, als auch der Spiritus, der das Feuer der Silent Inflammation erst so richtig zum Lodern bringt.

Doch wie funktioniert das? Wie genau wird Stress zum Brandstifter und Brandbeschleuniger? Ein wichtiger

Faktor ist die bereits erwähnte Cortisolresistenz, die entsteht, wenn wir über einen längeren Zeitraum Stress haben und dabei Cortisol in hohen Mengen ausgeschüttet wird. Da die Zellen in diesem Zustand ihre Empfindlichkeit gegenüber Cortisol verlieren, kann dieses seine entzündungshemmende Funktion nicht mehr richtig entfalten. Die Folge sind unkontrollierte Entzündungsprozesse. Darüber hinaus fördert chronischer Stress die Produktion von Zytokinen, die unmittelbar zur Entwicklung einer stillen Entzündung beitragen. Eine Studie aus dem Jahr 2006, die an Personen mit Prüfungsstress durchgeführt wurde, zeigt dies sehr schön auf: Untersucht wurden sowohl Personen mit geringer als auch solche mit hoher Stresstoleranz. In beiden Gruppen kam es unter Prüfungsstress zu einem Anstieg von inflammatorischen Zytokinen.[23] Der Zusammenhang lässt sich auf weitere Situationen übertragen. Unabhängig vom Stressor und der individuellen Stresstoleranz, führt Stress langfristig zu einer chronischen Immunaktivierung und einer chronisch subklinischen Entzündung. Es entsteht also ein Teufelskreis: Stress fördert Entzündungen, während Entzündungen die Stressreaktion des Körpers verstärken.

Die vermehrte Bildung proinflammatorischer Zytokine als Folge von chronischem Stress beeinflusst jedoch noch einen weiteren wichtigen Keyplayer des Stressstoffwechsels: Serotonin. Moment mal, Serotonin, ist das nicht das Glückshormon?, könnte man denken. Was hat das denn mit Stress und stillen Entzündungen zu tun?

„Stress macht Entzündung."

Burkhard Schütz

Die wesentliche Kettenreaktion ist folgende: Kommt es durch Stress zu einer vermehrten Ausschüttung proinflammatorischer Zytokine, wird als Reaktion auf die Entzündung ein Enzym namens IDO (Indolamin-2,3-Dioxygenase) aktiviert, das die Umsetzung von Tryptophan in die Aminosäure Kynurenin fördert. Bei diesem Umsetzungsprozess verbraucht der Körper mehr als 95 Prozent des vorhandenen Tryptophans. Und wo fehlt dieses Tryptophan? Richtig, bei der Serotoninsynthese. Denn was viele nicht wissen: Ein Großteil des Serotonins, das dem Körper zur Verfügung steht (ebenfalls etwa 95 Prozent), werden in der Darmschleimhaut gebildet – aus Tryptophan. Steht kein Tryptophan zur Verfügung, weil dieses durch Stress und Entzündungen vor allem in die Kynureninsynthese wandert, ist ein Serotoninmangel vorprogrammiert. Und dieser bleibt nicht ohne Folgen: Im Nervensystem kann Serotonin seine entspannende, stimmungsaufhellende, schlafregulierende, angstlösende und antidepressive – also insgesamt: glücksstiftende – Wirkung nicht entfalten. Das ist einer der Gründe, weshalb so viele Menschen bei chronischem Stress zu Depressionen und Schlafstörungen neigen. Beim Thema Schlaf kommt noch hinzu, dass Serotonin die Vorstufe für Melatonin bildet, unser „Schlafhormon" und einer der wichtigsten Gegenspieler des Cortisols. Mit einem Serotoninmangel geht daher früher oder später zwangsläufig auch ein Melatoninmangel einher.

Außerdem fördern hohe Serotoninspiegel das Sättigungsgefühl, wohingegen ein Serotoninmangel häufig mit Heißhunger einhergeht. Es ist also kein Wunder, wenn Schokokekse und Pommes in stressigen Phasen besonders verlockend wirken. Beim Verzehr von zuckerhaltigen und fettreichen Speisen werden sowohl Dopamin als auch Serotonin ausgeschüttet, was kurzfristig positive Gefühle erzeugt. Auch Cortisol fördert das sogenannte „Stressessen“, indem es appetitsteigernd wirkt und den Blutzuckerspiegel ansteigen lässt. Unter Stress wechselt der Körper in den „Überlebensmodus“, was den Drang nach schneller Energie in Form von Zucker und Fett verstärken kann. Während es die einen bei Stress immer wieder zum Kühlschrank und zu kalorienreichen Snacks zieht, schlägt anderen der Stress buchstäblich auf den Magen.

Stress beeinflusst also auch unseren Darm und unser Mikrobiom. Eine wichtige Verbindung besteht dabei zwischen der Darmtätigkeit und unserem vegetativen Nervensystem. Während im Ruhezustand vor allem der Parasympathikus arbeitet, der den Darm und die Verdauung aktiviert *(Rest and Digest)*, kommt bei Stress der Sympathikus zum Zuge, der den Körper auf Kampf oder Flucht vorbereitet und die Verdauung entsprechend hemmt *(Fight or Flight)*. Der Parasympathikus aktiviert also den Darm, während der Sympathikus ihn neuronal lähmt. Bei chronischem Stress kommt es gleichzeitig zu einer chronischen Darmlähmung. Die Peristaltik, also die Darmbewegung, wird ebenso reduziert wie die Drüsenfunktion, die Darmdurchblutung und die Produktion von Verdauungsenzymen. Eine auf diese Weise verlangsamte und gehemmte Verdauung bedingt häufig die bereits ausführlich thematisierte Slow Transit Constipation mit all ihren negativen Folgen: Dysbiose, also ein Missverhältnis an „guten“ und „bösen“ Darmbakterien, Silent Intoxication, Schwächung der Darmbarriere bis hin zum Leaky Gut, Silent Inflammation und chronische Erkrankungen.

Auch das hauptsächlich in der Darmwand synthetisierte Serotonin hat einen wesentlichen Einfluss auf die Funktionen des Darms. Neben der Peristaltik ist Serotonin auch an der Kontraktion der Darmmuskulatur beteiligt, was für einen zeitgerechten Weitertransport des Nahrungsbreis sorgt. Es unterstützt die Ausschüttung von Verdauungsenzymen und Schleim, die für die Nahrungsverarbeitung benötigt werden. Als Neurotransmitter kommuniziert Serotonin zudem mit dem enterischen Nervensystem, unserem „Bauchhirn", kann die Immunaktivität des Darms erhöhen und schmerzlindernd wirken. Fällt all das weg, weil der Serotoninspiegel durch Stress stark absinkt, kann es nicht nur zu Verstopfung, einem Reizdarmsyndrom, Infektionen und Entzündungen, sondern auch zu psychischen Problemen in Form von Angststörungen oder Depressionen kommen.

Und als wäre all das nicht schon genug, ist Stress auch noch mit den Proteobakterien, unseren unliebsamen Darmhotelgästen, eng befreundet. Letztere freuen sich, wann immer ihr guter Kumpel Stress vorbeischaut, der sich einen Spaß daraus macht, die friedliebenden Actinobakterien zu verscheuchen. Positive Bakterien wie Faecalibacterium prausnitzii, die den „Proteos" ein Dorn im Auge sind, nehmen unter Stress oft stark ab. Parallel steigen die Zahlen der Proteobakterien, Tight-Junction-Strukturen werden abgebaut und die Darmbarriere wird geschwächt, sodass bakterielle Bestandteile in den Blutkreislauf gelangen und Entzündungen hervorrufen können. „Es brennt!", rufen die Actinobakterien verzweifelt, doch je stärker der Stress, die Zahlen der Proteobakterien und die Entzündungen zunehmen, desto vergeblicher werden ihre Löschversuche.

Als ich das zum ersten Mal höre, kann ich es zunächst gar nicht glauben. Doch Burkhard Schützt bestätigt: „Stress kann unser Mikrobiom und den Stoffwechsel unserer Darmbakterien, also das Metabolom, erheblich beeinflussen. Die Signale, die aus dem Darm kommen, haben Auswirkungen auf unsere Stimmung, unser Verhalten, unseren Appetit, unsere Emotionen und sogar auf unsere Fähigkeit, mit Stress umzugehen."

Eine bessere Stressresilienz dank eines intakten Mikrobioms? An dieser Stelle muss ich einmal mehr an Walter denken und frage mich: War er so gelassen, weil er – wie die meisten Hundertjährigen – über ein noch relativ diverses Mikrobiom verfügte, oder war seine Stressresilienz die eigentliche Voraussetzung für ein gesundes Mikrobiom und seine bemerkenswerte Vitalität bis ins hohe Alter?

Fest steht, dass unser subjektives Stressempfinden eng mit unserem Darm verknüpft ist. Bestimmte Zusammensetzungen des Mikrobioms werden dabei mit einer höheren oder geringeren Stressresilienz assoziiert. Wer Stress leichter wegsteckt, hat in der Regel vermehrt solche Bakterien im Darm, die Entzündungen reduzieren und die Darmbarriere stärken. Im Mikrobiom von Menschen, die anfällig für Stress und psychische Erkrankungen sind, finden sich hingegen weniger antientzündliche und mehr proinflammatorische Darmbakterien. Es gibt einige interessante Tierstudien, die diesen Zusammenhang zwischen Mikrobiom und Stressresilienz eindrucksvoll belegen. Mäuse, die keimfrei, also in einer sterilen Umgebung ohne Kontakt zu Mikroorganismen heranwachsen, haben ihr Leben lang Schwierigkeiten, mit

Stress und psychischem Druck umzugehen, und zeigen überdies Defizite im sozialen Verhalten.

Ich denke an die vielen Yogastunden und geführten Meditationen zum Stressabbau, durch die ich mich in meinem Leben schon gequält habe. Nie aber bin ich auch nur auf die Idee gekommen, dass es mindestens genauso sinnvoll sein könnte, mein Mikrobiom zu stärken, um widerstandsfähiger gegen Stress zu werden.

Als ich das nächste Mal noch bis spätabends am Schreibtisch sitze, um an diesem Text zu arbeiten, habe ich Burkhard Schütz' Stimme im Ohr: „Wer glaubt, er könne achtzig Stunden die Woche arbeiten, ohne dass diese Stressfaktoren das Mikrobiom beeinflussen, der irrt sich."

Den Begriff „das Mikrobiom" könnte man genauso gut durch „die Gesundheit" oder „die Langlebigkeit" ersetzen. Mal wieder bin ich fasziniert davon, wie eng alles miteinander verknüpft ist.

„Wer Stress hat", hat Burkhard Schütz gesagt, „muss sich noch mehr um die richtige Pflege des Mikrobioms bemühen, um die Belastung auszugleichen."

Tut man das nicht, riskiert man, früher oder später ebenfalls von einer oder mehreren der klinischen Folgen chronischer Stressbelastung betroffen zu sein. Und davon gibt es einige: Neben dem Verlust kognitiver Leistungsfähigkeit können unter anderem Magen-Darm-Erkrankungen wie Gastritis oder Reizdarmsyndrom, ein ungesunder Umgang mit Genussmitteln, erhöhter Blutdruck, Arterienverkalkung (Arteriosklerose), Diabetes, Übergewicht und hormonell bedingte Einschränkungen der Sexualfunktion auftreten – darunter verminderte Libido, Erektionsstörungen oder Fruchtbarkeitsprobleme. Auch bei der Entstehung oder Verschlechterung chronischer Schmerzsyndrome wie der Fibromyalgie sowie bei der Progression mancher Tumorerkrankungen spielt chronischer Stress eine nicht zu unterschätzende Rolle. Ich bin frustriert. Denn spätestens jetzt habe ich begriffen: Solange ich nicht lerne, meinen Stress besser zu managen, wird auch der gesündeste, für die Langlebigkeit förderlichste Lebensstil höchstens minimale Effekte haben. Aber was kann ich denn tun? Muss ich mich wirklich zum Yoga und zur Meditation zwingen, um mein Stresslevel effektiv zu senken?

Nein, meint Burkhard Schütz. Zwar können moderate Sportarten wie Yoga, Wandern oder Schwimmen tatsächlich dazu beitragen, den Cortisolspiegel zu regulieren und Entzündungen zu reduzieren. Auch Entspannungstechniken helfen vielen Menschen dabei, die Stresshormonausschüttung zu dämpfen und das Nervensystem zu beruhigen. Doch darüber hinaus, sagt er, gebe es noch viele weitere Möglichkeiten.

„Es ist wichtig, eine Form des Stressmanagements zu finden, die zur eigenen Person und den eigenen Bedürfnissen passt", betont Schütz. „Schließlich soll die Yogastunde nach Feierabend guttun und nicht zu einem weiteren Punkt auf der To-do-Liste und damit zu einem zusätzlichen Stressfaktor werden."

Schütz rät, neben regelmäßiger moderater Bewegung vor allem auf eine antientzündliche und ballaststoffreiche Ernährung zu achten, die reich an fermentierten Lebensmitteln, sekundären Pflanzenstoffen und Omega-3-Fettsäuren ist. Auch ausreichender Schlaf (etwa 7 bis 9 Stunden bei Erwachsenen) sei ein wichtiger Faktor, da chronischer Schlafmangel den Stress und die Entzündungsprozesse im Körper verstärken kann.

Um das subjektive Stressempfinden zu objektivieren, empfiehlt Henning Sartor darüber hinaus, die *Heart Rate Variability* (HRV) zu messen. Als HRV wird die natürliche Variation der Zeitintervalle zwischen aufeinanderfolgenden Herzschlägen bezeichnet. Abhängig von inneren und äußeren Einflussfaktoren – Stress, aber auch Schlafrhythmus, Emotionen, Ernährung, körperliche Aktivität oder Atmung – variiert das Herz seine Schlagfrequenz. Die HRV ist somit ein wertvoller Indikator für die Stressresistenz, aber auch für die allgemeine Gesundheit. Eine hohe HRV gilt als Zeichen für ein gesundes und anpassungsfähiges Nervensystem, gute körperliche Fitness und mentale Ausgeglichenheit, während eine niedrige HRV auf Stress, Überlastung, schlechte Regeneration und gesundheitliche Probleme hindeutet.

„Ich war früher immer ein Armbanduhrverweigerer", sagt Henning Sartor. „Mittlerweile aber bin ich schon seit Jahren ein erklärter Fan von HRV-fähigen Smartwatches. Damit kann man den eigenen Stresspegel sehr schön monitoren – und erhält eine 24/7-Analyse."

Auch andere Wearables und Fitnesstracker sind in der Lage, die Heart Rate Variability zu messen. Allerdings muss, wie auch bei den Stressmanagement-Maßnahmen,

„Wer Stress hat, muss sich umso mehr um die richtige Pflege des Mikrobioms bemühen."

Burkhard Schütz

jede Person eigenverantwortlich entscheiden, ob derartige Tracking-Tools für einen selbst das Richtige sind. Denn in einigen Fällen kann der positive Effekt auch ins Gegenteil umschlagen.

„Für Menschen, die unsicher sind, ob das eigene Stresslevel ein gesundheitliches Problem darstellt, ist die HRV-Messung meist eine gute Idee", sagt Henning Sartor. „Andere können das Tracking psychisch nicht gut vertragen und überprüfen alle fünf Minuten ihren Puls. Das ist natürlich auch nicht gut. Man darf bei all dem nicht in eine hypochondrische Neurose verfallen."

Die Lichtseite

Das Gegenteil von Gift: positive Metabolite

Ich kann es nicht leugnen: Seit ich begonnen habe, mich mit der „dunklen" Seite unserer Darmmitbewohner zu beschäftigen, ist mein grundsätzlich wohlwollender Blick auf das Mikrobiom zunehmend verschwunden. Wenn man sich das Phänomen der Silent Intoxication und seine fatalen Folgen für unsere Gesundheit vergegenwärtigt, ist man geneigt, den Darm als eine Art Giftzentrale zu betrachten; als ein Killerorgan, das die Longevity maßgeblich behindert. Doch glücklicherweise ist das nur eine Seite der Medaille. Denn im Darm kann, um erneut auf Hippokrates zurückzukommen, nicht nur der Tod sitzen, sondern auch das lange, gesunde und glückliche Leben.

In diesem Kapitel soll es daher darum gehen, wie unser Mikrobiom die Gesundheit und Langlebigkeit unterstützt. Welche Akteure sind besonders wichtig, wie können wir eine Balance des Mikrobioms und damit gleichzeitig unser Immunsystem stärken, welche positive Rolle spielt die Bewegung und inwieweit können Darm und Psyche einander wechselseitig beeinflussen?

Im Versuch, diese Fragen näherungsweise zu beantworten, soll der Fokus zunächst auf unsere „guten" Darmmitbewohner gerichtet werden – genauer gesagt, auf deren Metabolite. Denn natürlich haben nicht nur die „bösen" Proteobakterien einen Stoffwechsel. Auch die Actinobakterien produzieren Substanzen, die jedoch in der Regel nicht toxisch wirken, sondern – zumindest in einer angemessenen Dosis – im Körper eine Vielzahl positiver und protektiver Effekte haben können.

Viele dieser Actinobacteria-Metabolite wirken gesundheitsförderlich. Insbesondere wenn die aus Tryptophan abgeleiteten Indole sich in saurem Darmmilieu an die dort üppig vorliegenden Säuren (wie z.B. Milchsäure, Essigsäure oder Propionsäure) binden und zu protektiven Metaboliten werden, wirken diese über den sogenannten AHR (Aryl-Hydrocarbon-Rezeptor) darmwandstabilisierend und antientzündlich. Dieser Sensor in den Zellen unseres Körpers reagiert auf bestimmte Stoffe – sowohl auf schädliche Substanzen wie Umweltgifte oder Schadstoffe als auch auf solche mit gesundheitlich positiver Wirkung. Vor allem Indolderivate, die von bestimmten Darmbakterien im sauren Milieu aus der lebenswichtigen Aminosäure Tryptophan gebildet werden, entfalten über eine Aktivierung des AHR-Rezeptors viele schützende Effekte für den Darm und den gesamten Organismus. Indol und saure Indolderivate tragen nicht nur zur

Stärkung der Darmbarriere und der Tight Junctions bei, sie fördern auch die Produktion von Interleukin-22. Dieses entzündungsregulierende Molekül sorgt für die Regeneration der Darmzellen, regt die Bildung von schützenden Schleimstoffen an und hilft insgesamt dabei, die Balance der Darmflora aufrechtzuerhalten. Zusätzlich steigern die sauren Indolderivate die Produktion von antimikrobiellen Peptiden (AMPs), die wie ein natürliches Antibiotikum wirken. Sie hemmen das Wachstum krankmachender Mikroorganismen und stabilisieren die natürliche Abwehr des Darms gegen unerwünschte Keime.

Außerdem sind die sauren Indolverbindungen für Menschen mit manifestem oder drohendem Übergewicht sowie für Personen mit Diabetes Typ 2 interessant. Indolderivate regen die Produktion von GLP-1 (Glucagon-like Peptide-1) an, einem Darmhormon, das das Sättigungsgefühl verstärkt, die Magenentleerung verlangsamt und dadurch den Blutzuckerspiegel stabilisiert.

Beim Stichwort „Gallensäuren" denke ich zuerst an die zytotoxischen sekundären Gallensäuren, die unter anderem Alzheimer-Erkrankungen begünstigen können. Doch nicht alle Gallensäuren sind per se schlecht – zumal auch hier erneut die Dosis „das Gift macht" und über eine schützende oder schädigende Wirkung entscheidet. Alle Gallensäuren werden in der Leber aus Cholesterin gebildet und in der Gallenblase gespeichert. Nach einer Mahlzeit werden sie in den Darm abgegeben, wo sie eine entscheidende Rolle bei der Fettverdauung spielen. Neben dieser Verdauungsfunktion übernehmen die Gallensäuren aber noch weitere wichtige Aufgaben. Protektive Gallensäuren können unter anderem entzündungshemmend wirken, die Darmbarriere schützen, Verstopfung vorbeugen und verhindern, dass pathogene Bakterien oder Pilze (z. B. Candida) im Darm überhandnehmen.

Weiter geht es mit einer Gruppe von Stoffwechselprodukten, die in einer Übersicht positiver Darmmetabolite auf keinen Fall fehlen dürfen: mit den Short-Chain Fatty Acids (SCFAs). Die drei bedeutendsten Vertreter der kurzkettigen Fettsäuren – Butyrat, Propionat und Acetat – wurden bereits zu einem früheren Zeitpunkt als die „drei Musketiere des Darms" bezeichnet. Warum? Zum einen, weil auch die Short-Chain Fatty Acids getreu dem Motto „Einer für alle, alle für einen!" gemeinsam agieren und teilweise voneinander abhängig sind. Doch auch darüber hinaus gibt es gewisse Parallelen zwischen den dreien und den Musketieren Athos, Porthos und Aramis, die Alexandre Dumas in seinem berühmten historischen Abenteuerroman beschreibt.

Wie der Musketier-Anführer Athos, der die Gruppe antreibt und zusammenhält, übernimmt auch Butyrat (Buttersäure) unter den kurzkettigen Fettsäuren eine Führungsrolle und sorgt für Stabilität. Der Metabolit ist eine der wichtigsten Energiequellen für die Zellen der Darmwand, die Butyrat aktiv aus dem Darmlumen aufnehmen und für die Regeneration der Schleimhaut verwenden. Außerdem fördert es die Produktion von Tight-Junctions-Proteinen, die die Zellverbindungen der Darmwand stabilisieren und auf diese Weise die Darmbarriere stärken. Da ein guter Anführer aber nicht nur antreiben, sondern ab und zu auch deeskalierend eingreifen muss, wirkt Butyrat zudem stark entzündungshemmend. Es ist imstande, die Aktivität bestimmter Immunzellen zu regulieren und die Bildung von entzündungsfördernden

Zytokinen zu vermindern. Umgekehrt wird ein Mangel an Buttersäure mit entzündlichen Darmerkrankungen wie Morbus Crohn und Colitis ulcerosa assoziiert.

Die zweite kurzkettige Fettsäure im Bunde heißt Propionat (Propionsäure). Wie der starke, genussfreudige Porthos wird auch Propionat unter anderem mit den Themen Energiegewinnung, Körpergewicht und Hungergefühl in Verbindung gebracht. Die kurzkettige Fettsäure entfaltet ihre Wirkung vor allem über den Stoffwechsel: In der Leber wird sie weiterverarbeitet und beeinflusst dort positiv den Glukose- und Fettstoffwechsel. Indem es die Insulinsensitivität verbessert, trägt Propionat dazu bei, den Blutzuckerspiegel zu stabilisieren und Typ-2-Diabetes vorzubeugen. Da es die Freisetzung des bereits zuvor erwähnten GLP-1 fördert, wirkt Propionat zudem regulierend auf das Hungergefühl, was Heißhungerattacken und einer Gewichtszunahme entgegenwirken kann.

Und Acetat (Essigsäure)? Die am häufigsten produzierte kurzkettige Fettsäure wird, wie auch der ruhige und zurückhaltende Musketier Aramis, oft zu Unrecht unterschätzt. Dabei fungiert Acetat im Körper genauso wie Butyrat und Propionat als wichtige Energiequelle. Zudem wirkt der Metabolit verbindend und ausgleichend, indem er dabei hilft, den pH-Wert im Darm zu regulieren, das Immunsystem zu modulieren und entzündliche Prozesse in Schach zu halten. Wie für den nachdenklichen, intelligenten Aramis spielt auch für Acetat der Kopf – oder vielmehr: das Gehirn – eine zentrale Rolle. Der Metabolit ist in der Lage, die Blut-Hirn-Schranke zu überwinden, und kann im Gehirn sowohl den Appetit beeinflussen als auch neuroprotektiv und entzündungshemmend wirken.

Doch damit nicht genug der positiven Wirkungen: Butyrat, Propionat und Acetat stabilisieren darüber hinaus ein günstiges Milieu im Darm und fördern die Bildung von Schleimstoffen sowie die Steuerung und Aktivität der Gene. Wie genau die Short-Chain Fatty Acids dabei zusammenarbeiten und warum sie als die „drei Musketiere des Darms“ tatsächlich unzertrennlich sind, wird etwas später noch ausführlich beschrieben (Stichwort: Crossfeeding, S. 149).

Die Liste der wichtigsten protektiven Darmmetabolite muss noch um Laktat sowie um einige mikrobielle Neurotransmitter und Vitamine ergänzt werden. Die Milchsäure (Laktat) wird vor allem von Milchsäurebakterien wie Lactobacillus und Bifidobacterium gebildet. Obwohl Laktat oft mit dem Muskelstoffwechsel und Übersäuerung assoziiert wird, spielt es auch im Darm eine bedeutende Rolle. Es dient – ähnlich wie Butyrat – als alternative Energiequelle für Darmzellen, wirkt direkt entzündungshemmend und senkt den pH-Wert im Darm, was zu einem verbesserten Gesamtmilieu beiträgt. In diesem fühlen sich gesundheitsförderliche Bakterien wohl, während das Wachstum pathogener Keime gehemmt wird.

Unter den Neurotransmittern, den Botenstoffen, die von unseren Darmbakterien produziert werden, sind Serotonin und GABA besonders hervorzuheben. Beide Stoffe werden im Abschnitt zur Verbindung zwischen Darm und Psyche (S. 174) noch näher betrachtet. Serotonin reguliert unter anderem die Darmbewegung (Peristaltik) sowie das Schmerzempfinden im Darm. Auch GABA, der wichtigste hemmende Neurotransmitter des zentralen Nervensystems, kann das Schmerzempfinden im Bauchraum lindern und hat zudem eine beruhigende und stressregulierende Wirkung.

Nun zu den Vitaminen: Vielen Menschen ist – wie auch mir noch bis vor Kurzem – nicht bewusst, dass diese nicht nur über die Nahrung aufgenommen, sondern auch von verschiedenen Mikroorganismen im Darm produziert werden können. Besonders wichtig sind hierbei Vitamin K, Biotin, Folat und Vitamin B12. Vitamin K existiert in zwei Hauptformen (Vitamin K1 und K2) und wird von Darmbakterien wie Bacteroides, Escherichia coli und Lactobacillus produziert. Das für die Blutgerinnung und Knochengesundheit wichtige Vitamin kann auch über fermentierte Lebensmittel (z. B. Sauerkraut, Kimchi, Natto) oder grünes Gemüse (z. B. Spinat oder Grünkohl) aufgenommen werden. Biotin (Vitamin B7) wiederum wird von Bifidobacterium und Lactobacillus produziert und ist unter anderem entscheidend für gesunde Haut und Haare. Folat (Vitamin B9) ist besonders in der Schwangerschaft wichtig und essenziell für die Zellteilung und DNA-Synthese. Einzigartig unter den genannten Vitaminen und Cofaktoren ist das Vitamin B12, da es ausschließlich von Darmbakterien produziert wird. Allerdings kann der menschliche Körper Vitamin B12 nicht direkt verwerten, da es bereits im letzten Abschnitt des Dünndarms absorbiert wird. Die bakterielle Produktion erfolgt jedoch erst im Dickdarm. Daraus ergibt sich, dass Vitamin B12 zwingend über die Nahrung aufgenommen werden muss. Da es nur in tierischen Produkten wie Fleisch, Fisch, Eiern und Milch vorkommt, sind Menschen, die sich rein pflanzlich ernähren, auf Nahrungsergänzungsmittel angewiesen, um einen Mangel zu vermeiden.

„Das Milieu ist alles!“: Präbiotika, Probiotika und Immunsystem

„Die Gesundheit – heute sagt man: Longevity – ist die Wanderung auf einem sehr schmalen Grat. Es ist ein Balanceakt. Mit den Jahren wird dieser Grat immer enger, immer schmaler. Und das Ding bewegt sich – das ist eigentlich eine Slackline.“

Was Henning Sartor hier bildhaft beschreibt, wurde bereits von den alten Griechen als Homöostase bezeichnet. Gemeint ist die Fähigkeit eines biologischen Systems, ein stabiles inneres Gleichgewicht aufrechtzuerhalten, trotz Veränderungen der Umgebung. Dieser Mechanismus ist essenziell für das Überleben von Organismen und umfasst verschiedene physiologische Prozesse.

„Oft ist es gar nicht so leicht, die Balance in der Gesundheit aufrechtzuerhalten“, sagt Henning Sartor. „Denn manchmal kann es stürmen. Dann wird es umso schwieriger, auf der Slackline zu balancieren.“

Es ist also nicht nur das biochemische Gleichgewicht als solches entscheidend, sondern auch eine feinfühlige und präzise Regulation. Ein einfaches Beispiel: Der menschliche Körper ist immer bestrebt, eine durchschnittliche Körpertemperatur von 37 °C aufrechtzuerhalten. Bei Kälte zittern wir, um Wärme zu erzeugen, während bei Hitze vermehrtes Schwitzen für Abkühlung sorgt. Neben der Körpertemperatur reguliert der Körper unter anderem auch den Blutzucker, den pH-Wert und den Wasserhaushalt – immer mit dem Ziel, ein Gleichgewicht wiederherzustellen. Die Definition optimaler Gesundheit lässt sich daher wie folgt zusammenfassen:

bestmögliche Balance in allen Bereichen des Körpers
× optimale Regulationsfähigkeit

Dieses Prinzip gilt selbstverständlich auch für das Mikrobiom. Eine Homöostase im Darm ist dann erreicht, wenn sich sowohl die Bakteriengruppen als auch der pH-Wert in einer stabilen Balance befinden.

„In einer Homöostase, wenn also das Mikrobiom einigermaßen ausgeglichen ist, spielen Toxine eine sehr untergeordnete Rolle", sagt Sartor und beantwortet damit zugleich die Frage, warum es lohnenswert ist, sich – im Sinne der eigenen Gesundheit und Langlebigkeit – um ein Gleichgewicht des Mikrobioms zu bemühen. Um dies erneut in einer Gleichung zusammenzufassen:

Homöostase des Mikrobioms = 0 % Silent Intoxication

Es geht also darum, das richtige Maß zu finden. Keine Extreme. Weder zu viel noch zu wenig. Hier kommt ein weiterer griechischer Begriff ins Spiel: Hormesis. Das Phänomen der Dosis-Wirkungs-Beziehung wurde in diesem Buch bereits in Bezug auf Eiweiß erklärt (S. 80 ff.). Zu wenig Eiweiß zu konsumieren, ist ebenso schädlich wie ein zu hoher Eiweißkonsum. Dasselbe gilt für die Stoffwechselprodukte unserer Darmbakterien, denn wie schon erwähnt sind selbst die Proteobakterien und ihre Metabolite nicht per se schlecht.

„Wenn man zu wenig Histamin oder gar kein Ammoniak hat, ist das auch nicht gut", erklärt Henning Sartor. Mit einem Augenzwinkern fügt er hinzu: „Es ist ein bisschen wie beim Bier. Gar kein Bier ist auch keine Lösung."

Umgekehrt kann sich aber auch ein Zuviel der als „positiv" eingestuften Metabolite wie Butyrat mitunter schädlich auf das Mikrobiom auswirken. Ist das sensible Gleichgewicht im Darm einmal durchbrochen, ist es schwierig, wieder in eine Homöostase zurückzufinden.

„Die Gesundheit – heute sagt man: Longevity – ist ein Balanceakt, und zwar auf einer Slackline. Das Ding bewegt sich.“

Henning Sartor

„Je größer das Ungleichgewicht, desto mehr muss man sich anstrengen“, sagt Burkhard Schütz. „Der entscheidende Indikator bei all dem ist das Milieu.“

Da ist es wieder, das Wort, das ich im Zuge dieses Buchprojekts mit großem Abstand am häufigsten gehört habe. Wann immer ich mit Henning Sartor und Burkhard Schütz gesprochen habe – stets war es nur ein Frage der Zeit, bis erneut dieser Begriff fiel: Milieu. Hätte man bei den Vorträgen der beiden ein Trinkspiel veranstaltet, bei dem jedes Mal beim Stichwort „Milieu“ getrunken worden wäre, hätte vermutlich niemand der Anwesenden den Raum aufrecht verlassen.

Gelingt es, im Darm eine Umgebung zu schaffen, die eine Homöostase begünstigt, erledigen sich die allermeisten der zuvor genannten Probleme – Silent Intoxication, die daraus resultierende Silent Inflammation und auch die chronische Verstopfung – mehr oder weniger von selbst.

Aber wann ist ein optimales Milieu im Darm erreicht? Kurz gesagt: Wenn das Verhältnis der Säuerungsflora zur Fäulnisflora beziehungsweise jenes der Actinobakterien zu den Proteobakterien optimal ist. Die Actinobacteria-

Proteobacteria-Ratio sollte bei >2 liegen, es sollten also mindestens doppelt so viele Actino- wie Proteobakterien im Darm vorhanden sein. Da letztere aber ohnehin nur in einem alkalischen Milieu florieren und ihre toxischen Metabolite produzieren, ist der pH-Wert im Grunde der noch wichtigere Marker. Um eine Fehlverdauung mit all ihren fatalen Folgen zu vermeiden, ist ein Stuhl-pH von etwa 6,0 (+/– 0,2) laut Sartor und Schütz optimal. Wie bereits erwähnt, kann der pH-Wert im Stuhl grob mit Hilfe eines einfachen Lackmusstreifens zu Hause selbst bestimmt werden. Doch auch wenn bei diesem Selbsttest ein idealer saurer pH-Wert gemessen wird, ist eine vorliegende stille Vergiftung nicht auszuschließen, da einige der Toxine im Darm den pH-Wert nicht verändern. Erst eine Mikrobiomuntersuchung, die auch den Bakterienstoffwechsel berücksichtigt, kann hier für Klarheit sorgen.

Der Bedeutung des Milieus für sämtliche Körperzellen war sich auch der französische Physiologe Claude Bernard (1813–1878) bereits bewusst. Auf ihn geht die Aussage zurück: „Die Zelle ist nichts, das Milieu ist alles!" Die Zelle reagiert stets auf ihre Umgebung. Auf unsere Darmwandzellen, die Enterozyten, bezogen, heißt das: Ist das Milieu im Darmlumen sauer, fühlt die Zelle sich wohl und hat Energie. Ist das Milieu dort jedoch zu basisch oder mit Toxinen belastet, geht sie langfristig ein.

Bevor wir uns der sich aufdrängenden Frage widmen, wie ein ideales, saures Milieu im Darm gezielt gefördert werden kann, noch ein kurzer Exkurs zu Antibiotika. Denn entgegen der Annahme vieler Menschen können diese sich nachhaltig schädigend auf die Diversität und das Milieu im Darm auswirken.

„Als ich an der Uni war und auch noch in meiner Zeit als Assistenzarzt wurde von der Pharmaindustrie behauptet, Antibiotika würden dem Mikrobiom nur gering und vorübergehend schaden“, erzählt Henning Sartor. „Das ist, auf Deutsch gesagt, die Quadratur von Unsinn.“

Das Tückische ist, dass grundsätzlich positive und schützende Darmbakterien wie Akkermansia muciniphila hochsensibel auf Antibiotika reagieren. Auch in niedrigen Dosierungen können die Medikamente bereits einen erheblichen negativen Effekt haben.

„Es reicht sogar aus, wenn das Huhn, das man isst, vor längerer Zeit Antibiotika bekommen hat. Der kleine Rest, den man über eine Mahlzeit aufnimmt, kann genügen, um im Darm Tabula rasa zu machen.“

Im Gegensatz dazu sind viele der Proteobakterien multiresistent. Sie stecken eine Antibiotikaeinnahme deutlich besser weg und wuchern sogar oft erst richtig auf, sobald sie durch das Abtöten der positiven Keime keine Nahrungskonkurrenz mehr haben. Das Überhandnehmen der Proteobakterien bedingt ein Ungleichgewicht – auf der Slackline wird es immer wackliger, unsere Homöostase ist gefährdet.

Um nach einer Antibiotikaeinnahme – die in vielen Fällen notwendig ist und Leben retten kann – die Balance im Darm wiederherzustellen, sind laut Henning Sartor bewusste und groß angelegte Maßnahmen notwendig. Aber wie sehen die aus und kann das Mikrobiom nach der „Tabula rasa“, die die Antibiotika im Darm veranstaltet haben, überhaupt wieder vollständig regenerieren?

„Man kriegt es nicht komplett wieder hin, es sei denn, man füttert bewusst die Actinobakterien“, sagt Henning Sartor.

Eine im August 2021 veröffentlichte Studie der Stanford University beschrieb, wie eine Ernährungsweise mit hohen Anteilen pflanzlicher Ballaststoffe und fermentierter Nahrungsmittel das menschliche Mikrobiom und Immunsystem signifikant verbessern kann.[24]

„Es braucht High-Fiber-Foods und High-Fermented-Foods", sagt Sartor. „So lautet, kurz gesagt, die Lösung des Problems. Das ist es, was unser Mikrobiom langfristig wieder in Balance bringt."

Beginnen wir mit den Fibers, also mit den Ballaststoffen. Die Bezeichnung ist etwas irreführend, da Ballaststoffe keinesfalls einen „Ballast" für den Körper darstellen. Indem sie Wasser binden und im Darm stark aufquellen, erhöhen sie das Stuhlvolumen und sorgen dafür, dass der Darminhalt voluminöser, weicher und leichter transportierbar wird. Durch diese verdauungsfördernde Wirkung kann tatsächlicher „Ballast" in Form von altem Stuhl zeitgerecht entsorgt und einer Verstopfung vorgebeugt werden.[25]

Doch was genau ist überhaupt ein Ballaststoff? Ballaststoffe sind Bestandteile pflanzlicher Lebensmittel, sogenannte Poly- und Oligosaccharide, die aus für den Menschen nicht spaltbaren Verknüpfungen von Glukose, Fruktose oder anderen Zuckern bestehen. Sie sind unverdaulich, was bedeutet, dass der Körper sie nicht in Energie umwandeln kann. Im menschlichen Dünndarm können Ballaststoffe nicht (wie Kohlenhydrate, Fette oder Eiweiße) aufgespalten werden. Obwohl es sich also nicht um Nährstoffe im engeren Sinne handelt, sind Ballaststoffe essenziell für eine gesunde Verdauung – und für ein gesundes Milieu.

Man unterscheidet zwischen unlöslichen und löslichen Ballaststoffen: Zu den unlöslichen zählt beispielsweise die Zellulose, die in Haferkleie und vielen Vollkornprodukten steckt. Unlösliche Ballaststoffe werden im Dickdarm nur teilweise vergoren und entfalten ihre Wirkung vor allem, indem sie die Darmbewegung anregen und das Stuhlvolumen erhöhen. Anders sieht es bei den löslichen Ballaststoffen aus, die unter anderem in Form von Pektin (z.B. Äpfel), Inulin (z.B. Zwiebeln, Chicorée) oder Beta-Glucanen (z.B. Hafer) vorkommen. Wenn diese vom Dünndarm in den Dickdarm weiterwandern, dienen sie dort als Futter für nützliche Darmbakterien wie Actinobakterien.

Dass Ballaststoffe die Darmbakterien und die Darmschleimhaut günstig beeinflussen können, ist schon lange anerkannt.[26] Doch die Wirkung geht noch weit über den Darm hinaus: Bei Übergewichtigen können Ballaststoffe zu einer Gewichtsabnahme beitragen. In einer Studie aus dem Jahr 2014 ging durch die Gabe des Ballaststoffs Inulin die Bildung des appetitanregenden Hormons Ghrelin zurück. Das Ergebnis: Die Proband:innen nahmen insgesamt weniger Kalorien zu sich und verloren an Körpergewicht, insbesondere an Fettmasse.[27] Zudem steigt durch eine ausreichende Ballaststoffaufnahme der Blutzuckerspiegel nicht so schnell an, was das Herzinfarktrisiko reduziert.[28] Auch die Neigung, Diabetes zu bekommen, geht zurück, wenn man längerfristig ausreichend Ballaststoffe zuführt.[29] Die Liste der positiven gesundheitlichen Wirkungen von Ballaststoffen ließe sich noch erheblich verlängern. Die bislang wohl größte Metaanalyse zu dem Thema kommt zu dem Schluss, dass bei einer Zufuhr von 25 bis 30 Gramm

Ballaststoffen pro Tag die Inzidenz von Darmkrebs, Diabetes und Herz-Kreislauf-Erkrankungen um 15 bis 30 Prozent geringer ist als bei einem Konsum von weniger als 15 Gramm.[30]

Täglich 30 Gramm Ballaststoffe für eine verbesserte Longevity? Das müsste doch zu schaffen sein, denke ich, und wage das Selbstexperiment. Erneut nutze ich eine App, in die ich alles eintrage, was ich täglich esse. Am Ende des Tages berechnet das Tracking-Tool automatisch den groben Makronährstoff- und auch den Ballaststoffgehalt der konsumierten Lebensmittel. Als mein Freund sieht, wie ich die Küchenschränke ausräume und unsere Vorräte neu – nämlich nach Ballaststoffanteil – sortiere, ist er zunächst besorgt.

„Du fängst jetzt aber nicht an, Kalorien zu zählen, oder?“ „Nein, Ballaststoffe“, entgegne ich, während ich die Nährwerttabelle einer Dose Kichererbsen studiere. Dann zitiere ich Henning Sartor: „Wenn wir alle anfangen würden, jeden Tag 100 Gramm Ballaststoffe zu essen, wären die meisten Ärzte in Deutschland bald arbeitslos.“

„Und das ist was Gutes?“, fragt mein Freund nach.

Ich zucke mit den Schultern und wende mich dem Obstkorb zu. „Die könnten ja stattdessen Ballaststoff-Coaches werden. Ich bräuchte jedenfalls einen. Was meinst du, wie viele Ballaststoffe hat ein großer Apfel?“

Nach einer Woche Tracking lande ich bei durchschnittlich etwas über 30 Gramm Ballaststoffen pro Tag. Das entspricht exakt den offiziellen Zufuhrempfehlungen der Deutschen Gesellschaft für Ernährung (DGE) und könnte demnach als Erfolg gewertet werden.[31] Ziel erreicht – oder? Ich muss erneut an Henning Sartors Vortrag in Köln und an die verwunderten Gesichter vieler Zuhörender denken, als er sagte: „Wir essen zu wenig." Und dann, nach einer kurzen Pause: „Zu wenige Mikronährstoffe und Ballaststoffe."

Anschließend verwies Sartor auf eine 2022 hochrangig publizierte Studie, die den Zusammenhang zwischen Ballaststoffzufuhr und optimaler Gesundheit untersuchte.[32] Besonders plastisch herausgearbeitet wurde dabei der Unterschied zwischen unserer heutigen Ernährungsweise und jener unserer Vorfahren. Nachdem sich die Menschen über Jahrtausende vorrangig von Ballaststoffen, Fett, Protein und sehr wenigen – verwertbaren – Kohlenhydraten ernährt hatten, wendete sich das Blatt vor etwa 10.000 Jahren. Mit der Sesshaftigkeit und dem Ackerbau endete das ketogene Zeitalter; die Kohlenhydratzufuhr wurde hoch- und die Ballaststoffzufuhr heruntergeschraubt. Nahmen die Menschen früher durch den Konsum vieler pflanzlicher Lebensmittel noch täglich bis zu 100 Gramm Ballaststoffe zu sich, sind es mittlerweile in Europa durchschnittlich nur noch 18 bis 24 Gramm. In Nordamerika fällt die tägliche Aufnahme mit 17 Gramm Ballaststoffen sogar noch geringer aus. Was macht dieser Ballaststoffmangel mit uns?

Zunächst einmal führt er dazu, dass die Actinobakterien, die „guten" Gäste in unserem Darmhotel, nicht ausreichend Futter bekommen. Wenn sie immer schwächer werden und schlussendlich verhungern, hat das für unsere Gesundheit weitreichende Folgen. Denn aus Ballaststoffen werden über mehrere Zwischenschritte die so wichtigen Short-Chain Fatty Acids gebildet. Dieser Prozess wird auch als Crossfeeding bezeichnet.

Im ersten Schritt (Stufe 1) dieser gegenseitigen Fütterung fördern die Ballaststoffe das Wachstum bestimmter Bakteriengruppen wie Lactobacillus und Bifidobakterien. Indem die Bakterien die Ballaststoffe fermentieren, entstehen Säuren wie Laktat, Succinat und Acetat (Stufe 2). Diese Stoffwechselprodukte dienen wiederum als Futter für butyratbildende Bakterien wie etwa Faecalibacterium prausnitzii. Am Ende des Crossfeedings steht also die Butyratbildung.

„Das Butyrat ist das Zünglein an der Waage", sagt Sartor. „Es sorgt für eine Art Finetuning, für das Gleichgewicht auf der Slackline, also für eine Homöostase.[33]

Die Produktion der kurzkettigen Fettsäuren durch das Crossfeeding kann man sich wie ein Fließgleichgewicht vorstellen: Einige Bakterien können mehrere Short-Chain Fatty Acids bilden, andere nur entweder Acetat, Propionat oder Butyrat. Zudem können alle drei Säuren auch ineinander umgewandelt oder rückgewandelt werden. Anstatt sich in den komplexen Details des Prozesses zu verlieren, ist jedoch vor allem eines wichtig zu verstehen: Unsere Darmbakterien arbeiten als Team zusammen und füttern sich gegenseitig mit ihren Stoffwechselprodukten. Selbst die stärksten Butyratbildner könnten nicht aktiv werden und ihre positiven Wirkungen entfalten, solange nicht zuvor Bakterien der ersten Stufe des Crossfeedings die langen Ballaststoffketten aus der Nahrung vorgekaut und zerlegt haben.

Es braucht also immer eine Symbiose der Bakterien, damit eine Homöostase gelingen kann. Aus dieser Tatsache zieht Henning Sartor eine klare Schlussfolgerung: „Das oberste Ziel jeder Darmtherapie – oder anders gesagt: jeder Gesunderhaltung bis ins hohe Alter – muss es sein, die Säurebildner beider Stufen der Fütterungskaskade optimal zu hegen und zu pflegen."

Das gelingt am besten durch Präbiotika, also durch Ballaststoffe. Wer sich bislang eher ballaststoffarm ernährt hat, sollte das Ganze allerdings langsam angehen und nicht gleich mit 100 Gramm Ballaststoffen pro Tag starten. Stattdessen macht es Sinn, die tägliche Zufuhr langsam zu steigern und schrittweise immer mehr ballaststoffreiche Lebensmittel wie Chicorée, Zwiebeln, Knoblauch, Lauch, Spargel und Vollkornprodukte in den eigenen Speiseplan zu integrieren.

Doch nicht nur die gezielte Fütterung der Säurebildner mit Ballaststoffen kann zu einem sauren, gesunden Milieu im Darm beitragen. Darüber hinaus ist es sinnvoll, „gute" Gäste in unser Darmhotel einzuschleusen, und so die Gruppe der positiven Darmbakterien proaktiv zu vergrößern. Wie das geht? Mit Probiotika.

Bei dem Stichwort habe ich selbst noch bis vor Kurzem nur an Kapseln, Pulver oder die als „probiotisch" beworbenen Joghurts im Supermarktregal gedacht. Tatsächlich aber bezeichnet der Begriff „Probiotika" zunächst einmal allgemein Zubereitungen, die lebende Mikroorganismen wie Milchsäurebakterien oder Hefen enthalten. Diese können – wie übrigens auch Präbiotika – als Nahrungsergänzungen eingenommen werden, finden sich darüber hinaus aber auch in zahlreichen fermentierten Lebensmitteln wie Sauerkraut, Kimchi, Tempeh oder Kefir.

Mit Kefir und seinen potenziell langlebigkeitsfördernden Effekten hat sich auch schon der bereits erwähnte russisch-französische Nobelpreisträger Ilja Iljitsch Metschnikow zu Beginn des 20. Jahrhunderts beschäftigt. Er beobachtete, dass in ländlichen Regionen Bulgariens und des Balkans viele Menschen überdurchschnittlich alt wurden. Zugleich stellte er fest, dass diese besonders alten Menschen täglich fermentierte Milchprodukte, vor allem in Form von Kefir, konsumierten. Als einer der Ersten entwickelte Metschnikow daraufhin die Idee, dass durch eine gezielte Zufuhr lebender Bakterien – also: Probiotika – die Darmgesundheit aktiv verbessert werden kann. Er glaubte, dass die „guten“ Milchsäurebakterien wie Lactobacillus bulgaricus in der Lage seien, die negativen Darmbakterien und deren Fäulnis-Toxine zu verdrängen. Die Milchsäure der Säuerungsflora wurde in seiner Betrachtung zum Anti-Aging-Agens. Bis heute sind viele von Metschnikows frühen Beobachtungen bestätigt und um weitere Erkenntnisse ergänzt worden. So weiß man mittlerweile zum Beispiel, dass sich Kefir nicht nur auf die Longevity, sondern auch auf Bauch-Symptome und die Haut positiv auswirken kann.[34] Menschen, die viele fermentierte Lebensmittel essen, haben in der Regel eine bessere Diversität und ein ausgewogeneres Verhältnis von Bakteriengruppen im Darm. Und, eng damit verknüpft: ein günstiges, nämlich saures Milieu.

Dass Sauerkraut zu einer Aufrechterhaltung oder Wiederherstellung der Säuerungsflora im Darm beiträgt, deutet bereits der Name an. Der fermentierte Weißkohl wirkt als ein natürliches Probiotikum – sofern er frisch, roh und unpasteurisiert ist. Pasteurisiertes Sauerkraut, das oft im Glas oder in Dosen im Supermarkt verkauft wird, ist zwar lange haltbar, hat jedoch keine probioti-

„Die Sauerkrautkultur wurde in Deutschland vor 70 bis 80 Jahren abgeschafft. Das war ein großer Fehler."

Henning Sartor

sche Wirkung mehr, da die Milchsäurebakterien durch das Erhitzen absterben. Frisches, probiotisches Sauerkraut findet man hingegen häufig in den Frischetheken von Biomärkten oder im Reformhaus. Alternativ kann man den Weißkohl und weitere Gemüsesorten auch einfach und günstig selbst fermentieren. Dabei gilt grundsätzlich: Je länger fermentiert, desto besser für Körper und Darm. Durch den Fermentationsprozess findet eine Art enzymatische Vorverdauung durch die lebenden Mikroorganismen statt. Zudem entsteht Ascorbinsäure, also Vitamin C – dies ist auch der Grund, weshalb Sauerkraut schon im 18. Jahrhundert unter Seeleuten beliebt war. Bei wochen- oder monatelangen Seereisen war das Kraut nicht nur aufgrund seiner langen Haltbarkeit praktisch, sondern bot auch einen effektiven Schutz gegen Skorbut. Heutzutage ist der tägliche bewusste Verzehr von Sauerkraut und Fermentiertem – zumindest im deutschsprachigen Raum – eher wenig verbreitet.

„Die Sauerkrautkultur wurde in Deutschland leider vor 70 bis 80 Jahren abgeschafft", sagt Henning Sartor. „Das war ein großer Fehler."

Auch meine Großeltern hatten noch einen Sauerkrauttopf im Keller. Wenn mein Bruder und ich sie als Kinder besuchten, stand beim Abendbrot immer auch eine große

Schale Sauerkraut auf dem Tisch. Und hat nicht auch mein Nachbar Walter – jetzt erinnere ich mich wieder daran – neben regelmäßiger Bewegung das Sauerkraut als eines der Geheimnisse seines hohen Alters genannt?

In asiatischen Ländern besteht die Ernährung bis heute zu einem hohen Anteil aus Fermentiertem. Bekannt sind unter anderem das koreanische Nationalgericht Kimchi sowie Natto, Tempeh und Miso. Neben Kohl und Bohnen können noch viele weitere Lebensmittel, darunter Nüsse, Pilze oder Sojasprossen, fermentiert werden. Der regelmäßige Verzehr fermentierter Nahrung bietet dabei gleich mehrere Vorteile: Neben einer Unterstützung der Balance zwischen Proteo- und Actinobacteria kann Fermentiertes auch die bakterielle Diversität im Darm erhöhen. Zudem sind fermentierte Lebensmittel imstande, den Insulinspiegel positiv zu beeinflussen. Durch die Fermentation werden Zucker und Stärke teilweise abgebaut, was mit einem geringeren Blutzucker- und Insulinanstieg nach dem Essen einhergeht. Gerade am Abend kann man sich diesen Effekt zunutze machen. Ein niedriger Insulinspiegel verhindert nicht nur spätabendlichen Heißhunger auf Süßes, sondern sorgt auch dafür, dass der Körper in der Nacht gut regenerieren kann.

Auch Sauerkrautsaft ist eine gute Alternative und kann das richtige Milieu im Darm fördern. Mit etwas Wasser verdünnt, erhält man schnell ein angenehm erfrischendes, leicht säuerlich schmeckendes Getränk. Allerdings sollte man auch hier darauf achten, dass der Saft nicht pasteurisiert wurde, damit die enthaltenen Bakterien ihre probiotische Wirkung tatsächlich entfalten können. Natürlich gibt es auch beim Thema Sauerkraut ein „zu viel des Guten". Wer große Mengen Sauerkraut oder Sauerkrautsaft konsumiert, wird – gerade, wenn er oder sie nicht an fermentierte Kost gewöhnt ist – mit hoher Wahrscheinlichkeit körperliche Symptome wie Durchfall entwickeln. Nicht umsonst wird Sauerkraut auch als der „Schornsteinfeger des Körpers" bezeichnet. Obwohl temporärer Durchfall durch die Entfernung von altem Stuhl sogar positiv sein kann, sollte er nicht zum Dauerzustand werden. Abermals gilt das Hormesis-Prinzip: Auf die richtige Dosis kommt es an. Diese ist unter anderem vom gesundheitlichen Status quo, dem Körpergewicht und dem aktuellen pH-Wert im Darm abhängig. Ist ein optimales saures Milieu im Darm mit einem pH-Wert von 6,0 einmal erreicht, kann die Aufnahme fermentierter Lebensmittel bei Bedarf auch wieder reduziert werden.

Fermentiertes ganz vom Speiseplan zu streichen, ist hingegen nicht unbedingt empfehlenswert – auch und gerade dann nicht, wenn eine Histaminintoleranz vorliegt. Henning Sartor berichtet beispielsweise, dass er, wenn er einen hohen Sauerkrautkonsum empfiehlt, oft mit dem Einwand konfrontiert wird, dass dieses wegen des enthaltenen Histamins aber doch unverträglich sei. Tatsächlich weisen fermentierte Lebensmittel natürlicherweise eine bestimmte Menge Histamin auf, die abhängig vom Reifegrad schwanken kann. Der Botenstoff entsteht beim enzymatischen Abbau der Aminosäure Histidin, die wiederum Bestandteil der meisten Proteine ist. Im Darm und im Blut wird Histamin vor allem durch das Enzym DAO (Diaminoxidase) abgebaut. Ist jedoch Ammoniak als Fäulnistoxin vorhanden, wird DAO und damit der Histaminabbau blockiert.

„Eine Histamin-Unverträglichkeit ist in erster Linie eine Fäulniserkrankung! Oder anders formuliert: Je weniger Fäulnis im Darm – je saurer das Milieu –, desto besser verträgt der Körper Histamin."

Nach einer professionellen und gründlichen Säuberung des Darms, wie sie etwa bei einer Mayr-Kur erfolgt, kann der Histaminabbau wieder gezielt trainiert werden. Henning Sartor empfiehlt für die meisten Menschen ein sogenanntes Anti-Histamin-Training unter 0 %-Dyspepsie-Bedingungen, im Zuge dessen die verzehrten Sauerkrautmengen schrittweise gesteigert werden.

„Ich selbst vertrage nach meinen F. X.-Mayr-Kuren mittlerweile wieder Sauerkraut, was vorher aufgrund meiner Allergien nie der Fall war", berichtet der Allgemeinarzt und betont: „Auch bei anderen Intoleranzen ist Weglassen nicht die Lösung!"

Aus seiner Sicht beruhen viele Nahrungsmittelunverträglichkeiten – von der Laktose- über die Gluten- bis hin zur Fruktose-Intoleranz – auf Störungen der Zellenergieproduktion, also einer Mitochondrienfunktionsstörung. Bei Kohlenhydratintoleranzen wie der Fruktose-Intoleranz liege in der Regel eine Leistungsschwäche der Enterozyten, der Darmwandzellen, vor, die pro Zeit nicht genug Fruchtzucker ins Blut und in die Leber pumpen kann. Bei immunologischen Nahrungsmittelunverträglichkeiten sind die Enterozyten insgesamt zu schwach, um sich mit Hilfe der Tight Junctions aneinander festzuhalten. Der Darm wird löchrig und es kommt zu einem Leaky-Gut-Syndrom, wodurch Antigene ins Immunsystem gelangen und immunologische Reaktionen auslösen.

„Die Fäulnis im Darm ist im Grunde das Hauptproblem bei jeder Unverträglichkeit", so Sartor. Um die

Enterotyzen effektiv zu stärken, muss zunächst das System geheilt – sprich: von Giftstoffen befreit – werden. Wird nach einer Säuberung des Darms – zum Beispiel mit Hilfe von High-Fiber- und High-Fermented-Foods, einer grundsätzlich pflanzenbetonten und abwechslungsreichen Ernährung sowie regelmäßiger, moderater Bewegung – ein gesundes Milieu etabliert, steigen die Chancen, dass auch die Unverträglichkeiten verschwinden oder sich die Symptome zumindest erheblich bessern.

Zum Abschluss des Kapitels über das „richtige Milieu" im Darm soll nun noch ein weiteres Thema angeschnitten werden, über das man problemlos mehrere Bücher schreiben könnte: Das Zusammenspiel von Darm und Immunsystem. Denn ja, tatsächlich: Auch das Immunsystem ist milieuabhängig. Haben wir keine gesunde Säuerungsflora im Bauch, kann unser körpereigenes Abwehrsystem nicht richtig funktionieren. Dass sich 70 bis 80 Prozent unseres Immunsystems im Darm befinden, habe auch ich schon einmal gehört. Allerdings war das Thema für mich bisher sehr abstrakt und wenig greifbar. Was genau soll das denn eigentlich sein: das Immunsystem? Kurz gesagt: ein hochkomplexes, vernetztes und lernfähiges Abwehrsystem, das den Körper vor unerwünschten Eindringlingen wie Bakterien, Viren, Parasiten und anderen schädlichen Stoffen schützt. Dieses Sicherheitssystem umfasst eine kaum überschaubare Anzahl verschiedener Schauplätze und Akteure, darunter Immunzellen wie Fresszellen, T-Zellen und B-Zellen, Organe wie die Milz und die Lymphknoten, das Knochenmark, wo die Immunzellen produziert werden, Antikörper, Botenstoffe und wichtige Barrieren wie die Haut und die Darmschleimhaut.

Der große Teil des Immunsystems, der direkt im Darm sitzt, wird auch als GALT *(Gut-Associated Lymphoid Tissue)* bezeichnet. Wie wichtig dieses darmassoziierte Immunsystem für uns ist, wird spätestens dann deutlich, wenn man sich bewusst macht, dass der Darm die größte Kontaktfläche zwischen dem Körper und der Außenwelt bildet. Täglich gelangen über die Nahrung, die Aufnahme von Flüssigkeiten und die Umwelt eine Vielzahl von Stoffen und Mikroorganismen in unseren Verdauungstrakt. Dass es dort eine Instanz geben muss, die die Stoffe prüft und einschätzt, was schädlich oder was nützlich für uns ist, leuchtet sofort ein. Man kann sich den Körper in diesem Zusammenhang auch als eine riesige, gut organisierte Stadt vorstellen. Die Darmwand ist die Stadtmauer, die die Stadt und ihre Bewohner:innen schützt, aber an den Stadttoren auch Handel in Form von Importen ermöglicht. Dort sind besonders viele Sicherheitskräfte stationiert, die befugt sind, über den Zugang zur Stadt zu entscheiden.

Überträgt man das Bild auf den Darm, so sind die Stadttore die Tight Junctions, durch die bestimmte güns-

„Die Fäulnis im Darm ist im Grunde das Hauptproblem jeder Unverträglichkeit."

Henning Sartor

tige Substanzen (z. B. Vitamine und Nährstoffe) vom Darm in den Körper gelangen können, während schädliche Stoffe (z. B. Krankheitserreger und Toxine) abgewiesen werden. Über die Öffnung und Schließung der Tight Junctions entscheiden in unserem Körper die Immunzellen, die als dichtes, fein abgestimmtes Netzwerk direkt unter der Darmschleimhaut liegen. Als aufmerksame Stadtwache müssen die Immunzellen im Darm ständig zwischen zwei Aufgaben balancieren: Einerseits sollen sie fremde, möglicherweise gefährliche Stoffe und Krankheitserreger erkennen und bekämpfen – andererseits dürfen sie nicht auf jeden Kontakt überreagieren. Würden sie das tun, gäbe es ständig unnötige Entzündungen – zum Beispiel bei jedem Bissen Nahrung.

Doch woher nimmt unser Immunsystem dieses wichtige Wissen? Wie lernen die Immunzellen, zwischen „Freund“ und „Feind“ zu unterscheiden? Kurz gesagt: Sie werden von unserem Mikrobiom trainiert. Die Billionen von Bakterien in unserem Darm kommunizieren direkt mit dem Immunsystem und beeinflussen, ob eine Immunreaktion ausgelöst wird oder nicht. Sie sind quasi das Trainerteam, das der jungen und motivierten Fußballmannschaft der Immunzellen beibringt, wann sie angreifen muss – und wann nicht. Als Trainer legen die Darmbakterien Wert auf eine gute Spielkontrolle, auf Teamzusammenhalt und eine intakte Abwehr, aber auch auf Toleranz gegenüber anderen Spielern, Fans und Sponsoren, die der Mannschaft grundsätzlich wohlgesonnen sind. Außerdem beobachten die Darmbakterien ständig das Spielgeschehen und rufen ihren Schützlingen vom Spielfeldrand aus Anweisungen zu: „Greif an!“, wenn echte Erreger auftauchen, oder „Bleib ruhig!“, wenn sich nur ein harmloses Lebensmittelprotein oder ein gutes Bakterium nähert. So lernen die Immunzellen mit der Zeit, differenzierter zu agieren und auch Entzündungen gezielt zu steuern. Von ihren Trainern, den Darmbakterien, werden sie dabei durch die Bildung von entzündungshemmenden kurzkettigen Fettsäuren sowie von Schutzstoffen in der Darmschleimhaut unterstützt. Außerdem produzieren die Bakterien des Mikrobioms bestimmte Moleküle, die das Immunsystem beruhigen – aber auch schärfen, wenn es gebraucht wird. Nachdem sie das harte Trainingslager der Darmbakterien durchlaufen haben, können die Immunzellen im Idealfall präzise zwischen harmlosen und pathogenen Fremdstoffen unterscheiden und adäquat – mit Toleranz oder Abwehr – darauf reagieren.

Doch was passiert, wenn das empfindliche Gleichgewicht des Mikrobioms und damit auch die Kommunikation der Darmbakterien mit den Immunzellen – durch Stress, Medikamente, eine unausgewogene Ernährung oder Infektionen – gestört ist? Es kommt mitunter zu einer Fehlleitung. Denn was tun die Immunzellen, wenn sie unsicher sind, ob sich gerade ein Gegner nähert? Sie schauen hilfesuchend zur Trainerbank hinüber, die jedoch leer geblieben ist, weil die Darmbakterien selbst zu krank sind, um zum Spiel zu erscheinen. So müssen die Immunzellen die Frage „Soll ich angreifen?“ selbst beantworten. Im schlimmsten Fall foulen sie einen Spieler des eigenen Teams, riskieren eine rote Karte oder ein Eigentor. Im Körper zeigt sich eine solche Fehleinschätzung, indem das Immunsystem auf echte Bedrohungen oft zu schwach, auf harmlose Reize jedoch gelegentlich übertrieben stark reagiert. Diese Überstimulation kann sich zum Beispiel in Form von Allergien oder chronischen Entzündungen äußern. Ist das Immunsystem nicht mehr in der Lage, sicher zwischen gefährlichen Fremdstoffen und eigenen Zellen, Geweben und Organen zu unterscheiden, kann es passieren, dass es fälschlicherweise den eigenen Körper angreift. Autoimmunerkrankungen wie Hashimoto, Typ-1-Diabetes sowie Barrierestörungen und Immunaktivierungserkrankungen wie Morbus Crohn oder Colitis ulcerosa zählen zu den häufigen Folgen.

Eine Veränderung des komplexen Zusammenspiels zwischen Darmbakterien und Immunsystem ist jedoch auch eine natürliche Alterserscheinung. Mit zunehmendem Alter nimmt die mikrobielle Vielfalt häufig ab; gerade jene Bakterien, die entzündungshemmend wirken oder die Barrierefunktion des Darms unterstützen, werden seltener. Zugleich verliert das Immunsystem an Präzision, wodurch die Schleimhautbarriere des Darms durchlässiger wird und es zu chronisch unterschwelligen Entzündungen kommen kann.

Allerdings: Dieser Prozess ist, ebenso wie andere Alterungsphänomene, keinesfalls unausweichlich. Denn auch im höheren Lebensalter bleibt das Mikrobiom formbar – durch Bewegung, Ernährung und gezielte Unterstützung. An dieser Stelle schließt sich der Kreis und wir sind wieder bei den zuvor beschriebenen Prä- und Probiotika. Füttern wir unsere „guten“ Darmbakterien mit Ballaststoffen, bilden diese die wertvollen kurzkettigen Fettsäuren, die wiederum die Immunfunktion und die Kolonisationsresistenz – die Fähigkeit des

Mikrobioms, das Eindringen und die Ausbreitung krankmachender Keime zu verhindern – unterstützen. Eine Veterinärstudie konnte sogar zeigen, dass Short-Chain Fatty Acids ähnlich wie Antibiotika wirken.[35] Durch ballaststoffreiches Futter konnte der Antibiotikaverbrauch in Tierställen deutlich reduziert werden. Wer also durch den regelmäßigen Verzehr von Ballaststoffen und fermentierter Nahrung für ein optimales Milieu und eine Homöostase im Darm sorgt, nährt damit nicht nur seinen Körper, sondern stärkt auch die „innere Abwehrlinie" des Darms – und schafft die Grundlage für mehr Gesundheit und Widerstandskraft bis ins hohe Alter.

Sportliche Leistungsfähigkeit vs. Longevity? Die Bedeutung der richtigen Bewegung

Ein aktiver Lebensstil ist wichtig. Wer gesund sein, Körperfett reduzieren, Muskeln aufbauen, das eigene Immunsystem stärken und sich einfach rundum wohlfühlen möchte, sollte sich bewegen – am besten so oft und so intensiv wie möglich. So dachte ich zumindest, bis ich mit Henning Sartor und Burkhard Schütz über genau dieses Thema gesprochen habe. Im Laufe dieses Projekts hatte ich viele Aha-Momente – doch das, was ich über den Zusammenhang von Sport, Darmgesundheit und Longevity gelernt habe, hat mich mit Abstand am meisten überrascht und dazu geführt, dass ich meine eigenen Bewegungsroutinen grundlegend überdacht habe.

Zunächst aber zu jenem Teil der Thematik, der berechtigterweise der „Lichtseite" zugeordnet werden kann: Sofern sie richtig dosiert und ausgeführt wird, wirkt

Bewegung tatsächlich wie ein Medikament. Körperliche Aktivität reduziert nicht nur das Risiko von Herz-Kreislauf- und Stoffwechselerkrankungen sowie von bösartigen Tumoren. Sie kann beispielsweise auch Demenzen vorbeugen. Einige Expert:innen fordern dementsprechend, dass individuelle Trainingsempfehlungen die Bedeutung von Medikamentenverordnungen haben sollten.[36] Auch auf das Mikrobiom kann regelmäßige Bewegung äußerst positiv wirken und die Entwicklung einer Dysbiose (= Störung des Mikrobiota-Gleichgewichts) zu einer Eubiose (= Balance der Mikrobiota) begünstigen.[37] Das geschieht unter anderem, indem die bakterielle Vielfalt, also die Diversität, und die Insulinsensitivität erhöht werden. Moderates Ausdauertraining kann zudem die Darmbarriere stärken sowie zur Bildung kurzkettiger Fettsäuren und damit zu einem insgesamt verbesserten Milieu im Darm beitragen.

„Wenn man sich nicht bewegt, leidet das Milieu", betont Henning Sartor. „Die Lymphe und das Blut müssen ab und zu mal richtig fließen, damit alle potenziell schädlichen Metabolite abtransportiert werden können."

Sartor weiß genau, wovon er spricht: Von 2010 bis 2020 arbeitete er zusammen mit Professor Heinrich „Heini" Bergmüller in dessen Sportinstitut in Wien. Bergmüller war 1980 selbst Viererbob-Olympiateilnehmer, bevor er als Trainer des „Herminators", des österreichischen Skirennläufers Hermann Maier, bekannt wurde. Im Institut unterstützten Henning Sartor als ärztlicher Leiter und Heinrich Bergmüller als Trainingsleiter zahlreiche namhafte Sportlerinnen und Sportler durch eine gezielte Leistungsdiagnostik und Trainingssteuerung.

„Wir haben viele Radsportler, aber auch einige Tennisprofis betreut", erzählt Sartor. „Außerdem hatten wir eine Kooperation mit der Sportuniversität in der Wiener Südstadt. Diese jungen, talentierten Sportlerinnen und Sportler kamen zu uns, wenn es einen unerwarteten und zunächst unerklärlichen Leistungsknick gab."

Bei manchen der aufstrebenden Sporttalente entwickelt sich der Leistungsabfall schleichend, während er bei anderen ganz plötzlich auftritt – oft ohne Verletzung oder eine andere erkennbare Ursache. Henning Sartors Aufgabe gleicht daher einer Detektivarbeit. Er fragt sich: Wurde falsch oder zu viel trainiert? Ist die Muskulatur geschädigt? Liegt das Problem vielleicht im Stoffwechsel, an der Schilddrüse, in der Lunge, im Immunsystem – oder im Darm?

„Schon damals war uns sehr wohl bewusst, dass die allermeisten Probleme aus dem Bauch kommen", sagt Sartor. „Der Darm und die bakteriellen Toxine können Sportlern massiv schaden."

Viele Sportler:innen ernähren sich sehr eiweißbetont, um die Muskulatur ausreichend zu versorgen und aufzubauen. Doch gerade Mahlzeiten mit einem hohen Proteingehalt können – vor allem, wenn sie heruntergeschlungen werden und im Darm bereits eine Dysbiose besteht – zu einer Fäulnis-Dyspepsie, einer Verdauungsstörung aufgrund von Fäulnisprozessen im Darm, führen. Wer als sportlich aktive Person unter einer Silent Intoxication leidet, darf sich über eine eingeschränkte Leistungsfähigkeit nicht wundern.

„Die Silent Intoxication ist ein wesentlicher, aber bisher unterschätzter Performance-Killer", sagt Henning Sartor. Doch auch schon leichte Ungleichgewichte des

Mikrobioms gehen häufig mit einem Leistungsabfall einher. „Zu den Zielen jeder Sportler-Trainings- und Ernährungsberatung sollte immer gehören, die intestinale Toxinbildung bestmöglich zu verhindern!"

Aber zurück zu den jungen Sportler:innen mit unerklärlichem Leistungsabfall: Unabhängig davon, wo der „Fehler" lag, der dazu führte, dass die ursprünglichen Spitzenleistungen nicht mehr abgerufen werden konnten, wurde den Sporttalenten ein moderates Ausdauertraining im aeroben Bereich empfohlen.

„Man fängt mit einer sehr niedrigen Intensität an", sagt Henning Sartor. „Wir haben die jungen Sportler meist fast ohne Widerstand, dafür aber über eine längere Zeit auf dem Ergometer radeln lassen. So kann sich zunächst der Stoffwechsel erholen. Indem sich das Herz und die Lunge an das moderate Bewegungslevel anpassen, verändern sie sich strukturell – in Größe, Frequenz und Volumen. Ist diese Grundlage einmal geschaffen, kann die Trainingsintensität anschließend wieder langsam gesteigert werden."

Bewegung im aeroben Bereich empfiehlt Sartor auch Hobbysportler:innen und grundsätzlich gesunden Menschen. Aerob bedeutet „mit Sauerstoff". Man trainiert also in einem mäßigen Tempo, bei dem man noch spre-

„Die Silent Intoxication ist ein wesentlicher, aber bisher unterschätzter Performance-Killer."

Henning Sartor

chen kann, wie beim zügigen Gehen, lockeren Joggen oder langsamen, gleichmäßigen Schwimmen. Der Vorteil? Dem Körper steht noch genug Sauerstoff zur Verfügung, um die benötigte Energie bereitzustellen – vor allem durch die Verbrennung von Zucker. Außerdem entsteht nur wenig Laktat, also Milchsäure – der Muskel „übersäuert" nicht.

Anders verhält es sich beim anaeroben Training: Beim Kraftsport, HIIT-Training oder ähnlich intensiven körperlichen Belastungen herrscht in der Zelle ein Sauerstoffmangel. Der Zucker wandert dann nicht mehr in die Mitochondrien, sondern bleibt in der Zelle liegen, wo er nicht verbrannt, sondern vergoren wird. Das Endprodukt dieser Vergärung ist Laktat. Wo die aerobe Schwelle liegt – das Level, bei dem der Körperzelle ausreichend Sauerstoff zur Verfügung steht und zugleich Laktat noch gut abgebaut werden kann –, ist individuell verschieden. Das Alter spielt eine Rolle, aber auch Vorerkrankungen und der allgemeine Trainingszustand. Im Rahmen einer Leistungsdiagnostik kann die aerobe Schwelle mittels einer Spiroergometrie bestimmt werden. Alternativ kann auch ein stufenweise steigendes Belastungsprotokoll, zum Beispiel auf dem Laufband, angefertigt werden. Dabei wird regelmäßig Blut aus dem Ohrläppchen oder aus dem Finger entnommen. Der aerobe Bereich liegt dort, wo der Laktatwert über den Ruhewert ansteigt, aber unterhalb von 2 Millimol pro Liter (aerobe Schwelle) bleibt.

Für Personen, die es beim Sport gerne „ruhiger" angehen lassen, sind das sicherlich gute Nachrichten. Doch was ist mit denen, die gerne intensiv trainieren und sich beim Krafttraining körperlich verausgaben? Was passiert denn, wenn die aerobe Schwelle immer wieder überschritten wird und der Laktatspiegel dauerhaft erhöht ist? Kurz gesagt: Der Körper fühlt sich an, als würde er „verätzen". Bei dauerhaft hoher Belastung wird der Laktatspiegel chronisch erhöht – und das bleibt nicht folgenlos. Laktat ist ein aktiver Signalstoff. In diesem übersäuerten Milieu geraten Zellen aus dem Gleichgewicht: Ihre Energiegewinnung wird umgestellt – weg von der effizienten Sauerstoffverwertung hin zur schnellen, aber unvollständigen Zuckerverbrennung, der sogenannten aeroben Glykolyse. Dieses Notfallprogramm – vom Biochemiker Otto Warburg (1883–1970) bereits in den 1930er-Jahren beschrieben – schafft ein ideales Umfeld für Zellstress, Entzündungen und im schlimmsten Fall auch für Entartung: Krebszellen gedeihen besonders gut in dieser „sauren Umgebung" – und tragen aktiv dazu bei, sie zu erhalten.

Henning Sartor erzählt mir von einem 35-jährigen Patienten, bei dem in der Onkologie ein metastasierendes Karzinom nachgewiesen wurde. Der Mann mit dem vitalen Erscheinungsbild eines Modellathleten erzählt, dass er Bergläufer sei. Täglich renne er auf Zeit eintausend Höhenmeter steil bergauf bei einem Puls zwischen 160 und 200.

„Durch dieses Übertraining hatte sich der Patient unwissentlich selbst sehr stark geschadet", sagt Henning Sartor. „Von dem Risiko einer Übersäuerung hatte er noch nie gehört."

Auch mir sind die beschriebenen Zusammenhänge neu. Ein erhöhtes Krebsrisiko durch hochintensives Training? Ich selbst gehe mindestens zwei Mal wöchentlich zum Krafttraining und bevorzuge auch sonst Sportarten, bei denen man sich so richtig „auspowern“ kann. Bisher bin ich davon ausgegangen, meinem Körper und meiner Gesundheit damit etwas Gutes zu tun.

„Die Frage ist: Was will man mit dem Sport langfristig erreichen?“, sagt Henning Sartor, als ich ihn darauf anspreche. „Will man aktuell gute sportliche Leistungen bringen, aber danach nicht vorgealtert sein und noch lange gesund leben? Dann sollte man das Laktat und die Risiken einer Übersäuerung unbedingt im Blick behalten.“

Ein hoher Laktatspiegel und Bewegung im anaeroben Bereich beeinflussen auch den Darm. Das kann jeder nachvollziehen, der schon mal den Zieleinlauf bei einem Marathon oder Triathlon verfolgt hat. Hinter der Ziellinie brechen viele der Athlet:innen nicht nur wortwörtlich zusammen – häufig erbrechen sie sich auch.

Woran liegt das? Bei lockerer Ausdauerbewegung, zum Beispiel beim langsamen Joggen, ist unser Parasympathikus aktiv; das Nervensystem und auch der Darm sind entspannt. Geht man jedoch an die Leistungsgrenze – und wechselt in den anaeroben Stoffwechsel – steigt der Stresspegel und der Körper aktiviert den Sympathikus mit hoher Herzfrequenz.

„Spätestens beim Endspurt sind Marathonläufer bis zum Anschlag im Laktat“, sagt Henning Sartor. „Der Darm ist extrem wenig durchblutet und steht durch den Sauerstoffmangel förmlich still. Dann kann es leicht passieren, dass sich etwas anstaut und nach oben entleeren muss – deshalb das Erbrechen.“

Moment mal, mögen aufmerksame Leser:innen nun vielleicht denken, Laktat wurde in einem vorangegangen Kapitel aber doch als einer der positiven Darmmetabolite benannt. Ist die Milchsäure nun gut oder schlecht für uns? Die kurze Antwort lautet: Das kommt ganz darauf an, ob sie sich im Darm oder außerhalb davon befindet.

In unserem Körper existieren zwei sehr unterschiedliche Säure-Basen-Milieus. Der Säure-Basen-Haushalt im Darmlumen sollte – wie in diesem Buch bereits mehrfach betont wurde – leicht sauer sein. Säuren wie Laktat spielen dort eine wichtige Rolle, da sie bestimmte Bakterienarten fördern, die wiederum Short-Chain Fatty Acids bilden, die wiederum zur Energieversorgung der Organe beitragen können.

Anders sieht es jedoch im Gewebe außerhalb des Darms aus: In der Lymphe, im Blut, in den Organen oder im für Sportler:innen besonders relevanten Bindegewebe kann ein dauerhaft erhöhter Laktatspiegel das Milieu ungünstig verändern. In diesem Kontext gilt Laktat weniger als nützlicher Stoffwechselpartner, sondern eher als Marker für metabolischen Stress.

„Wir haben das über die Jahre sehr oft erlebt, es ist immer dasselbe Spiel", sagt Henning Sartor. „Je höher das Laktat bei sportlich aktiven Personen ist, desto verletzungsanfälliger sind sie. Muskelfasern, Bänder und Sehnen können viel leichter reißen, wenn man übertrainiert."

Um das hohe Laktat nach sportlicher Überlastung wieder auszugleichen, ist ein lockeres fünfzehn- bis dreißigminütiges „Ausradeln" auf dem Ergometer empfehlenswert. Bei diesem „Cool Down" im aeroben Bereich wird wieder Sauerstoff in die Zelle gepumpt, sodass das Laktat effektiv abgebaut werden kann. Zusätzlich können Sportler:innen ihre Regeneration durch warme Basenbäder und möglichst frische, elektronenreiche

„Will man gute sportliche Leistungen bringen, aber danach nicht vorgealtert sein, sollte man das Laktat und die Risiken einer Übersäuerung im Blick behalten."

Henning Sartor

Nahrung unterstützen. Außerdem empfiehlt Henning Sartor eine ketogene Ernährungsweise, die sich durch viele gesunde Fette, eine moderate Menge Eiweiß und nur sehr wenige Kohlenhydrate auszeichnet. In der Ketose verbrennt der Körper Fett anstelle von Zucker (Glukose). Die dabei entstehenden Ketonkörper kann das Gehirn als alternative Energiequelle nutzen – ohne dass dabei Laktat gebildet wird.

„Vor allem die Ausdauersportler müssen ihren Fettstoffwechsel trainieren", sagt Sartor. „Die Ernährung sollte Omega-3-reich sein und aus vielen MCTs, also mittelkettigen Triglyceriden, bestehen. Lebensmittel wie Kokosöl, Butter oder Ghee sind hervorragend geeignet."

Diese Empfehlungen widersprechen allem, was ich bislang über Sporternährung gehört habe. Als ein Bekannter von mir vor einigen Monaten seinen ersten Marathon lief, veranstaltete er am Vorabend in seiner Wohnung eine sogenannte Nudelparty. Das Ziel: die Kohlenhydrat- und Glykogenspeicher vor der langen Ausdauerbelastung aufzufüllen. Ich erzähle Henning Sartor davon, der lächelnd den Kopf schüttelt.

„Nudelpartys waren gestern", sagt er und verweist auf ein Sachbuch von Adharanand Finn: *Running with the Kenians: Discovering the secrets of the fastest people on earth.*[38] In dem 2012 veröffentlichten Buch beschreibt Finn, wie er mit seiner Familie nach Kenia zog, um das Geheimnis der schnellsten Langstreckenläufer der Welt zu ergründen. Jeden Morgen, meist von sechs bis acht Uhr, rennen die kenianischen Spitzenläufer nüchtern und legen sich anschließend bis zum Mittag ins Bett, um zu regenerieren. In dieser ganzen Zeit essen sie nichts, sondern lassen den Körper im sogenannten katabolen Stoffwechsel, der die Fettverbrennung und die Autophagie, also die Reinigung der Zellen, anregt.

„So kann man den Weltrekord laufen", sagt Henning Sartor. „Indem man nüchtern trainiert und nach dem Training zunächst nur Mineralien und Wasser zuführt – und erst Stunden später dann Eiweiß, Fett und nur wenige komplexe Kohlenhydrate."

Im Falle von Ausdauersportler:innen leuchtet mir das ja noch ein. Aber was ist mit Kraft- oder Extremsportler:innen? Ich kann mir beim besten Willen nicht vorstellen, dass man ohne Kohlenhydratzufuhr zum Beispiel eine Tour-de-France-Etappe bestreiten kann.

Henning Sartor stimmt zu. „Das ist eine ganz wichtige Ausnahme. Bei einer Tour-de-France-Etappe, die über Stunden geht, verbrennen Radprofis schnell 15.000 bis 17.000 Kalorien. Ohne Kohlenhydrate geht da gar nichts, das ist undenkbar."

Auch Menschen, die körperlich arbeiten und aufgrund muskulärer Anstrengung viele Kalorien verbrennen, brauchen in der Regel Kohlenhydrate, um ihren Energiebedarf zu decken.

„Für einen Arbeiter, der im Wald oder auf dem Bau tätig ist, ist das berühmte Holzfällerschnitzel mit Kartoffeln überhaupt kein Problem. Das wird alles sofort wieder verbrannt."

Trotz der effizienten Kohlenhydratverwertung ist, um nochmal auf die Tour-de-France-Athlet:innen zurückzukommen, jede Art von derartigem Extremsport aus gesundheitlicher Sicht nicht zu empfehlen.

„Das ist eine extrem schädliche sportliche Betätigung", sagt Henning Sartor. „Bei Menschen, die Sport in dieser Intensität betreiben, kann man förmlich mitzählen, wie die gesunde Lebenszeit abnimmt."

Man unterscheidet deshalb auch zwischen Gesundheits- und Leistungssport; zwei sich teilweise massiv widersprechenden Kategorien, die ich bislang leichtfertigerweise gleichgesetzt hatte. Klar, die Füße der Weltklasse-Ballerinas werden durch den Sport wahrscheinlich ziemlich in Mitleidenschaft gezogen, genauso wie die Sprunggelenke der Basketballer oder die Kreuzbänder der Slalomläufer. Aber letztendlich, so dachte ich, müsste das hochintensive Training doch alle möglichen gesundheitlichen Nachteile wieder ausgleichen und dazu führen, dass die Spitzenathlet:innen ein überdurchschnittlich gesundes und hohes Lebensalter erreichen.

Henning Sartor belehrt mich eines Besseren: „Leistungssport reduziert die gesunde Lebensspanne. Wenn man sich tatsächlich für die Gesundheit bewegt, sieht die Bewegung ungefähr so aus wie in den Blue Zones."

Das heißt: täglich, aber gemächlich. Kaum einer der Hundertjährigen in den Blue Zones macht Sport, erst recht keinen Hochleistungssport. Und doch ist die Bewegung ein fester und wichtiger Bestandteil des Alltags.

Denn, da stimmt auch Henning Sartor sofort zu: Ganz ohne körperliche Aktivität klappt es mit der optimalen Gesundheit und Longevity eben auch nicht. Wieder kommen wir auf das Prinzip der Homöostase zurück: Zu wenig Bewegung ist sehr schlecht, ein gesundes Mittelmaß ist optimal, zu viel Sport im anaeroben Stoffwechsel ist wiederum sehr schlecht. Einmal mehr kommt mir Walter in den Sinn: Ich sehe ihn mit seinem Trolley ins Dorf spazieren und zwischen den Himbeersträuchern gemächlich vor sich hin arbeiten. Ob der Garten so etwas wie seine private Mini-Blue-Zone war?

Die allermeisten Menschen in der sogenannten zivilisierten Welt tendieren dazu, sich zu wenig zu bewegen, und verbringen die meiste Zeit sitzend. Das führt langfristig dazu, dass die Muskulatur degeneriert und das anfallende Laktat nicht mehr vollständig abgebaut werden kann. Genau wie ein Übertraining kann daher auch eine Unterforderung der Muskulatur dazu führen, dass der Körper übersäuert. (Von einer Übersäuerung spricht man bereits ab einem Laktatwert von über 1 mmol/l – je weiter der Wert darüber hinaus ansteigt, desto stärker schadet es dem Gewebe.) Ein weiteres Risiko von unzureichender Bewegung ist die Sarkopenie, der altersbedingte Muskelabbau, der bereits zwischen dem 30. und 40. Lebensjahr beginnt. Henning Sartor erzählt, dass er als Hausarzt viele alte Menschen ins Sterben begleitet hat.

„Die Zeit vor dem Tod war sehr oft geprägt von Altersschwäche, die eng mit einem Mangel an Muskelmasse zusammenhängt. Ich habe einige alte Menschen betreut, die an einer Lungenentzündung gestorben sind, weil schlichtweg die Hustenkraft gefehlt hat. Der Brustkorb, das Zwerchfell und die Bauchdecke, die für die Hustenmechanik zuständig sind, waren einfach zu schwach."

Das heißt, ganz auf Krafttraining zu verzichten, ist auch keine Lösung – obwohl bei der Muskelanstrengung die aerobe Schwelle überschritten und Laktat produziert wird. Was aber ist denn nun eine angemessene, gesundheitsfördernde Trainingsdauer und -intensität?

„Menschen, die das Ziel haben, ihre Gesundheit und Langlebigkeit durch Bewegung zu stärken, ist Polarized Training zu empfehlen", sagt Henning Sartor. Dabei wird zwischen Ausdauertraining und kurzen intensiven Einheiten gewechselt. „Eine gute denkbare Aufteilung sind 90 Prozent Ausdauertraining, zum Beispiel 5 Stunden lockeres Joggen, Walken oder Radfahren pro Woche, und 10 Prozent Muskelaufbautraining, zum Beispiel ein zehnminütiges Krafttraining, das drei Mal wöchentlich durchgeführt wird."

Ab und zu braucht man eine intensive sportliche Einheit, um Muskeln aufzubauen beziehungsweise zu erhalten und so einer Sarkopenie vorzubeugen.

„Im Durchschnitt kommt es jedoch sehr viel mehr darauf an, den aeroben Stoffwechsel zu trainieren", be-

„Leistungssport reduziert die gesunde Lebensspanne. Bewegt man sich tatsächlich für die Gesundheit, sieht die Bewegung ungefähr so aus wie in den Blue Zones."

Henning Sartor

tont Henning Sartor. „Regelmäßiges moderates Training im aeroben Bereich ist genau jene Art von Bewegung, die langfristig alle Organe, das Mikrobiom, den gesamten Stoffwechsel – und auch die Langlebigkeit – optimal fördert."

Gesunder Darm, gesunde Psyche – und umgekehrt?

Es ist kaum möglich, ein Kapitel über die „Lichtseite" des Darms zu schreiben, ohne auch auf den Zusammenhang zwischen Darm und Hirn beziehungsweise zwischen Mikrobiom und psychischer Gesundheit einzugehen. Dass psychische Aspekte unseren Darm beeinflussen und sich umgekehrt Bauchprobleme auf unsere Stimmung, unsere Emotionen und unser Verhalten auswirken können, weiß auch der Volksmund. Redewendungen und feststehende Begriffe wie „Schmetterlinge im Bauch haben" oder „Liebe geht durch den Magen" sind schließlich nicht grundlos entstanden. Auch wenn wir sagen, dass wir schlechte Nachrichten erst einmal „verdauen" müssen, ein „schlechtes Bauchgefühl" haben oder uns eine Entscheidung „Bauchschmerzen bereitet", beziehen wir uns dabei – ob bewusst oder nicht – auf die enge wechselseitige Verbindung zwischen Darm und Gehirn, die auch als Darm-Hirn-Achse bekannt ist.

Doch ist all das wirklich wissenschaftlich belegt? Stimmt es, dass wir durch die richtige Pflege unseres Darms unsere Psyche wirksam stärken können? Und profitiert, in die umgekehrte Richtung gedacht, vielleicht sogar unser Mikrobiom davon, wenn wir psychisch stabil sind? Ist der Darm tatsächlich ein „Spiegel der Seele"?

Um diese Fragen zu beantworten, sollte man sich zunächst bewusst machen, über welche Wege Darm und Gehirn miteinander kommunizieren. Da ist zum einen die Verbindung über den Vagusnerv, wobei der Bauch in der Regel deutlich häufiger mit dem Gehirn „spricht" als andersherum. Ein gesundes Mikrobiom kann über den Nervus vagus beruhigende Signale an das Gehirn senden, was sich positiv auf die Stimmung und die Stressresistenz auswirkt. Studien zeigen, dass durch eine gezielte Stimulation des Vagusnervs entzündliche Prozesse im Darm gedämpft werden können.

Wie im Kapitel über das „Milieu" in unserem Darm ab S. 140 ausführlich beschrieben, kommunizieren unsere Darmbakterien außerdem mit unserem Immunsystem, das wiederum auf das Gehirn einwirken kann – beispielsweise, indem bestimmte Entzündungsbotenstoffe wie Zytokine über das Blut bis ins Gehirn vordringen und dort Stimmung, Energie und Konzentration beeinflussen. Auf dieselbe Weise können auch die im Darm gebildeten kurzkettigen Fettsäuren ins Gehirn gelangen und dort entzündungshemmende und neuroprotektive Wirkungen entfalten. Ist durch eine Dysbiose die Produktion der Short-Chain Fatty Acids, der wichtigen kurzkettigen Fettsäuren, gestört, steigt das Risiko für Depressionen, Angststörungen und neurodegenerative Erkrankungen.

Eine weiterer sehr wichtiger Weg, über den „Bauch-Hirn" und „Kopf-Hirn" Informationen austauschen, sind bestimmte Neurotransmitter. Interessanterweise produzieren einige Darmbakterien selbst Botenstoffe, die normalerweise mit dem Gehirn in Verbindung gebracht werden – etwa Serotonin, GABA und Dopamin. Andere Keime beeinflussen die Verfügbarkeit von Aminosäuren, die als Vorstufen für ebendiese Botenstoffe dienen. So sind bestimmte Stämme der Gattung Lactobacillus und Bifidobacterium in der Lage, GABA (Gamma-Aminobuttersäure) direkt zu produzieren. Als wichtigster hemmender Botenstoff des Nervensystems sorgt GABA für emotionale Ausgeglichenheit, reduziert übermäßige Nervenerregung und wirkt insgesamt beruhigend. Wer einen gesunden GABA-Spiegel hat, ist meist innerlich ruhiger, schläft besser und ist weniger stressanfällig. Außerdem beeinflusst GABA die Wahrnehmung von Schmerzen und Unwohlsein im Bauchraum. Menschen mit einem niedrigen GABA-Spiegel neigen häufiger zu Angststörungen und stressbedingten Darmproblemen wie dem Reizdarmsyndrom, auf das in Kürze näher eingegangen wird.

Zuvor aber noch einige Worte über das „Glückshormon" Serotonin: Dass dieses hauptsächlich im Darm gebildet wird, wurde bereits im Kapitel über die Auswirkungen von Stress auf das Mikrobiom (S. 117) erwähnt. Die Serotoninproduktion erfolgt in spezialisierten Zellen der Darmschleimhaut. Serotonin ist für unsere mentale Gesundheit enorm wichtig, da es unser emotionales Wohlbefinden und unseren allgemeinen Antrieb beeinflusst. Wie GABA spielt es zudem eine entscheidende Rolle bei der Schmerzregulation. Auch auf die Beweglichkeit des Darms wirkt Serotonin ein, weshalb ein Serotonin-Ungleichgewicht oftmals eine gestörte Darmfunktion mit Verstopfung oder Durchfall nach sich zieht. Dass solche unangenehmen gastrointestinalen Symptome rasch auf die Stimmung schlagen können, ist leicht verständlich.

Ein weiterer wichtiger Neurotransmitter, der von einigen unserer Darmbakterien synthetisiert werden kann, heißt Dopamin. Der Botenstoff ist auch als „Belohnungs- und Motivationshormon“ bekannt und wird beispielsweise dann ausgeschüttet, wenn wir ein Ziel erfolgreich erreicht haben, etwas Leckeres essen, sexuell erregt sind oder uns auf etwas freuen. Obwohl Dopamin im Gehirn gebildet wird, scheint die Verfügbarkeit seiner Vorläufer wie Tyrosin und Phenylalanin, die ebenfalls von Darmbakterien beeinflusst werden, bei der Synthese eine Rolle zu spielen.

Angesichts des engen Dialogs zwischen Darm und Gehirn – über den Vagusnerv, das Immunsystem, Hormone oder bakterielle Metabolite – ahnt man bereits, dass eine Dysbiose unsere Psyche nicht kalt lässt. Viele Studien konnten zeigen, dass Veränderungen in der Zusammensetzung des Mikrobioms mit psychischen Erkrankungen wie Depressionen, Angststörungen und chronischem Stress in Verbindung stehen – aber auch mit funktionellen Störungen wie dem Reizdarmsyndrom. Letzteres ist weit verbreitet und geht häufig mit Stress, Ängsten und depressiven Symptomen einher. Viele Reizdarm-Patienten haben ein gestörtes Mikrobiom mit einer veränderten Serotonin- und GABA-Regulation. Dadurch ist die Darmbewegung unregelmäßig und Schmerzen werden oft intensiver wahrgenommen. Auch eine Überaktivität der Darm-Hirn-Achse kann Bauchschmerzen und Unwohlsein verstärken, wodurch Signale aus dem Darm überempfindlich an das Gehirn weitergeleitet werden.

Auch bei Menschen, die an Depressionen, Ängsten oder neurologischen Erkrankungen leiden, weist das

> *„Viele Menschen mit Depressionen und neurologischen Erkrankungen haben außerdem eine Entzündung im Darm."*
>
> Burkhard Schütz

Mikrobiom häufig charakteristische Muster auf. Bei Depressionen ist oft die Artenvielfalt vermindert und es fehlt an entzündungshemmenden Bakterien.

„Wenn wir in einer Mikrobiomanalyse ein solches Muster erkennen, deutet das häufig auf eine psychische Belastung der betroffenen Person hin", sagt Burkhard Schütz. „Viele Menschen mit Depressionen und neurologischen Erkrankungen haben außerdem eine Entzündung im Darm und leiden an Verstopfung oder Durchfall."

Die Vorstellung, dass der Zustand unseres Mikrobioms eine so präzise Aussage über unsere psychische Gesundheit zulässt, finde ich erstaunlich. Das bedeutet ja, dass Burkhard Schütz nur einen Blick auf den Befund werfen muss, um zu erkennen, ob jemand – zumindest mit hoher Wahrscheinlichkeit – an depressiven Symptomen leidet oder nicht. Es wundert mich, dass dem Mikrobiom in Anbetracht dessen in der Depressionstherapie nicht mehr Aufmerksamkeit zuteil wird. Jedenfalls weiß ich von keinem der depressiven Menschen in meinem Umfeld, dass er oder sie sich gezielt um ihre Darmgesundheit kümmert. Wenn sich aber doch bestimmte Veränderungen des Mikrobioms bei so vielen Depressiven nachweisen lassen – wäre es dann nicht einen Versuch wert, das Mikrobiom wieder in Balance zu bringen, in der Hoffnung, dass sich dadurch auch die psychischen Symptome verbessern?

Burkhard Schütz bejaht diese Frage. „Bei einer Depression ist es fast immer sinnvoll, auch den Darm zu behandeln. Sowohl bei Depressionen als auch bei Reizdarm können Probiotika helfen, das Mikrobiom wieder ins Gleichgewicht zu bringen und sowohl die Darmfunktion als auch die psychische Belastbarkeit zu verbessern."

Der therapiebegleitende Einsatz von Probiotika kann also durchaus zu einer Verbesserung der depressiven Symptomatik beitragen. Doch natürlich ist es in der Regel nicht damit getan, nur den Darm zu behandeln, um eine Depression zu bekämpfen. Die Entstehung der Erkrankung ist multifaktoriell: Neben einer Dysbiose gibt es noch eine Reihe weiterer Risikofaktoren wie belastende Lebensumstände, die Genetik, Stress oder Substanzmissbrauch. Zudem ist oft nicht herauszufinden, was bei einer depressiven Person zuerst da war: die Depression oder die Dysbiose. Ist jemand depressiv, ernährt er sich vielleicht schlecht, sodass das Mikrobiom in eine Schieflage gerät. Andererseits könnte auch ein gestörtes Mikrobiom ursächlich für die psychische Labilität sein. Es handelt sich also um ein klassisches Henne-Ei-Problem, dessen Ursprung rückblickend nicht mehr festzustellen ist. Und dennoch: Wer einmal verstanden hat, wie eng Darm und Psyche miteinander verbunden sind, kann sich dieses Wissen im eigenen Interesse zunutze machen. Gerade mit zunehmendem Alter werden depressive Verstimmungen, Antriebs- und Energielosigkeit häufiger –

oft als Folge einer verminderten Diversität des Mikrobioms und einer weniger gut abgestimmten Kommunikation zwischen Darm, Immun- und Nervensystem. Wer sich also bewusst um ein stabiles, vielfältiges Mikrobiom bemüht – durch eine pflanzen- und ballaststoffreiche Ernährung, fermentierte Lebensmittel und einen aktiven, möglichst stressarmen Lebensstil – kann seine Gesundheit bis ins hohe Alter unterstützen. Denn schließlich bedeutet Longevity nicht nur, körperlich lange fit zu bleiben, sondern sich auch so lange wie möglich psychisch wohl und ausgeglichen zu fühlen!

Neben den bereits genannten Maßnahmen kann es sinnvoll sein, mehr tryptophanreiche Lebensmittel in die tägliche Ernährung zu integrieren, um die psychische Gesundheit zu stärken. Denn nicht selten sind Schwermut und schlechte Stimmung auf einen Aminosäuremangel zurückzuführen. Wird zu wenig Protein aufgenommen oder ist der Darm – zum Beispiel aufgrund einer Dysbiose – nicht in der Lage, das Eiweiß richtig zu spalten, kann aus Tryptophan auch nicht das „Glückshormon“ Serotonin gebildet werden. Dasselbe gilt für Tyrosin und Phenylalanin, die Vorläufer des stimmungsaufhellenden Dopamins. Hochwertiges Eiweiß, das Tryptophan, Phenylalanin und weitere essenzielle Aminosäuren enthält, findet sich vor allem in tierischen Lebensmitteln wie Fleisch, Fisch, Eiern und Milchprodukten. Aber auch vegetarische Nahrung wie Nüsse, Körner, Bohnen und Linsen sind geeignete Protein- und Aminosäurequellen. Und dunkle Schokolade? Immer wieder habe ich gehört, dass diese ebenfalls ein echter Serotonin-Booster sein soll – vor allem dann, wenn sie einen hohen Kakaoanteil aufweist. Ich frage bei Henning Sartor nach und hoffe – da ich Zartbitterschokolade liebe –, dass es sich nicht um einen Mythos handelt.

„Nein, es stimmt, Kakao enthält sehr wohl Tryptophan", erklärt Sartor. Wenngleich es noch wesentlich tryptophanreichere Lebensmittel gibt, sind auch die reinen Kakaobohnen proteinreich, wirken antientzündlich und enthalten zudem Theobromin und Flavonoide, die ebenfalls die Stimmung heben können. An der These, dass Schokolade glücklich macht, ist also durchaus etwas dran.

„Allerdings sollte man darauf achten, dass es sich tatsächlich um Zartbitterschokolade handelt", wendet Henning Sartor ein. „Vielen Produkten wird unnötiger Zucker zugesetzt, der nicht nur unserem Darm, sondern in großen Mengen auch der Psyche schaden kann."

Praxisfälle

Zugegeben: Ein wenig nervös bin ich schon, als ich Henning Sartor an diesem Märzvormittag im Zoom-Meeting gegenübersitze. Heute wollen wir die Ergebnisse meiner Blut- und Stuhluntersuchungen besprechen. Es geht also um nicht weniger als um die Frage, wie es um mein Mikrobiom und Metabolom – und damit indirekt auch um meine Gesundheit und Langlebigkeit – bestellt ist. Gibt es mehr Verbrecherkeime oder „gute Gäste" in meinem Darm, liegt vielleicht sogar eine Silent Intoxication oder eine Silent Inflammation vor?

Allerdings bin ich nicht der einzige „Praxisfall", an dem die theoretischen Inhalte dieses Buches praktisch – also diagnostisch und therapeutisch – verdeutlicht werden sollen. Auch der Redakteur Anton Feldner und die Schulhelferin Maria Paz Mendez haben ihr Mikrobiom und Metabolom im Labor untersuchen lassen und sich zu einer Veröffentlichung der Ergebnisse in diesem Buch bereiterklärt. Wir drei repräsentieren jeweils unterschiedliche Personengruppen – und auch unsere Befunde weisen bestimmte typische Muster auf, die Aufschluss über unseren Lebensstil oder bestimmte Vorerkrankungen geben.

„Bei euren Befunden", steigt Henning Sartor in unser Gespräch ein, „handelt es sich um repräsentative Präzedenzbefunde, die in ähnlicher Form sehr häufig vorkommen. Damit sind etwa 90 Prozent aller Fälle aus der realen Praxis abgedeckt."

Bevor wir uns der Stuhldiagnostik widmen, bespricht Henning Sartor mit mir die Blutuntersuchung. Das umfangreiche Screening umfasst 75 Parameter, inklusive relevanter Amino- und Fettsäuren, Vitamin D, Mineralien, Stress-, Arteriosklerose- und Stoffwechselmarker. Diese lassen nicht nur Rückschlüsse auf den allgemeinen Gesundheitszustand und die Longevity zu, sondern geben auch erste Hinweise auf die Situation im Darm. Aufgrund der Vielzahl der gemessenen Parameter ist nachfolgend nur eine Auswahl der relevantesten Marker aufgeführt, wobei kritische Werte fett gedruckt sind *(siehe Tabelle auf der nächsten Seite)*.

Den Anfang macht das Vitamin D, eines von rund einem Dutzend bekannten Vitaminen, das vor allem für die Knochen- und Zahngesundheit, das Immunsystem, die Muskelfunktion und die Stimmungsstabilität wichtig ist. Über die richtige Dosierung von Vitamin D wird in der Fachwelt kontrovers diskutiert. Viele Mediziner:innen halten den offiziellen Normbereich von >30 ng/ml Vitamin D als viel zu niedrig angesetzt. Um die Diskussion nachvollziehen zu können, sollte man wissen, wie solche Normwerte überhaupt entstehen. Üblicherweise werden zur Festlegung von Normwerten zunächst zahl-

	Ergebnis	Normbereich
Mikronährstoffe		
Vitamin D3 25-OH	56,4 ng/ml	> 30 Optimalbereich: 40 – 60
Zink	7,59 mg/l	6 – 7,7
Magnesium	38,4 mg/l	34,0 – 40
Selen	126,6 µg/l	96 – 130 Präventivmedizinischer Optimalbereich: 130 – 150
Eisen	**543** mg/l	420 – 530
Energie- und Fettstoffwechsel		
Carnitin	**11,00** µmol/l	20,2 – 55,0
Proteinsynthese, Gehirnfunktion, Stimmung		
Phenylalanin	42,90 µmol/l	31,5 – 75,0
Tyrosin	35,80 µmol/l	32 – 84
Valin	38,00 µmol/l	112 – 240
Fettabsorption, Gedächtnisleistung, Stoffwechsel		
Cholin	39,90 µmol/l	22 – 97,5
Regulatoren der Magensäure, Hinweise auf Histaminintoleranz		
Histidin	58,7 µmol/l	46 – 114
Histamin	< 0,39 µmol/l	< 0,92
Stimmungsregulierung, Schlaf, Entspannung		
GABA	0,45 µmol/l	0,32 – 0,95
Muskelregeneration, Gewichtskontrolle, Fettabbau		
Isoleucin	36,40 µmol/l	35 – 93
Leucin	64,90 µmol/l	61 – 146
Valin	138,00 µmol/l	112 – 240
Säure-Basen-Haushalt, Energiestoffwechsel		
Laktat	2538 µmol/l	1490 – 5440
Zellschutz, Fettleberprävention, Herzkreislauf, Homocysteinstoffwechsel		
Betain	**17,10** µmol/l	20 – 68

	Ergebnis	Normbereich
Anti-Aging, Autophagie		
Spermidin	4,07 µmol/l	2,7–8,2
Spermin	2,06 µmol/l	1,9–10,1
Stress, Depression, Burnout		
Tryptophan	28,40 µmol/l	19,6–42
Kynurenin	0,89 µmol/l	<1,20
IDO-Aktivität	31,34 Ratio	18–49
Cortisol	**0,365** µmol/l	0,06–0,24
DHEAS	1,38 µmol/l	0,3–2,8

reiche Messungen innerhalb einer Bevölkerungsgruppe durchgeführt. Aus diesen Daten ergibt sich ein sogenannter Referenzbereich, der auf dem am häufigsten vorkommenden Wert basiert – ergänzt um die statistische Streuung, also Standardabweichung und Grenzwerte. Doch dieser „Normwert" spiegelt lediglich das durchschnittliche Vorkommen wider – nicht zwangsläufig den optimalen Bereich für Gesundheit und Leistungsfähigkeit.

Als akkreditiertes Labor ist Biovis dazu verpflichtet, die offiziellen Referenzbereiche auszuweisen, darf jedoch zusätzlich auf wissenschaftlichen Erkenntnissen und präventivmedizinischer Erfahrung basierende Optimalbereiche angeben – also Werte, die nach heutigem Wissen für die Gesundheit besonders günstig sind. Auch ohne medizinisches Vorwissen kann man leicht nachvollziehen, weshalb ein Vitamin D-Mangel hierzulande weit verbreitet ist: Die Winter in Europa sind relativ lang und sonnenarm. Zudem verbringen die meisten Menschen in der westlichen Welt den Großteil ihrer Zeit in

Innenräumen. Im Gegensatz dazu leben viele indigene Völker, etwa in Brasilien, Venezuela oder Ecuador, bis heute nackt oder tragen nur minimale Bekleidung. Wird gleichzeitig viel Zeit im Freien verbracht, können bei intensiver Sonneneinstrahlung bis zu 20.000 bis 40.000 Internationale Einheiten (IE) Vitamin D pro Tag über die Haut gebildet werden – eine Menge, die in Deutschland als überdosiert gelten würde, wenn sie dauerhaft in Form von Nahrungsergänzungsmitteln zugeführt würde. Da überschüssige Mengen Vitamin D nicht einfach ausgeschieden, sondern gespeichert werden, besteht tatsächlich die Gefahr einer Vitamin-D-Vergiftung (Hypervitaminose), wobei diese in der sogenannten zivilisierten Welt nur äußerst selten vorkommt.

„Sehr viel häufiger ist ein Vitamin D-Mangel – schon bei Kindern", sagt Henning Sartor. Während seiner Zeit als Neonatologe und später als Hausarzt galt noch die Regel: Im ersten Lebensjahr benötigen Kinder ergänzend Vitamin D-Tropfen, danach nicht mehr. „Viele Kinder sind daraufhin stark infektanfällig, weil sie sich eben nicht ausreichend im Freien und in der Sonne aufhalten."

Um einen Vitamin D-Mangel festzustellen, sollte idealerweise auch das Parathormon (PTH) über eine Blutuntersuchung getestet werden. Bei Vitamin D-Mangel wird weniger Kalzium im Darm aufgenommen und der Körper schüttet verstärkt das Parathormon aus, das die Kalziumfreisetzung aus den Knochen erhöht. Dementsprechend deutet ein hoher PTH-Wert in Kombination mit einem niedrigen Vitamin D-Wert auf einen behandlungsbedürftigen Mangelzustand hin.

Auch bei den weiteren gemessenen Mikronährstoffen gehen die Auffassungen hinsichtlich der Zielwerte auseinander. Im Fall von Selen wird im Befund ein präventivmedizinischer Optimalbereich genannt. Henning Sartor orientiert sich darüber hinaus an höheren Zielwerten, die er aus seiner therapeutischen Erfahrung ableitet – seiner Einschätzung nach beginnt ein wirksamer Bereich oft sogar erst bei etwa 150 µg/l. Meinen leicht erhöhten Eisenwert bewertet er hingegen als unproblematisch, obwohl dieser den offiziellen Grenzwert leicht übersteigt.

„Offenbar führst du genug Eisen über die Nahrung zu und dein Bauch ist in der Lage, das Eisen effizient aufzunehmen. Das sind sehr gute Nachrichten."

Über meine Ernährungsweise habe ich mit Henning Sartor vorab nicht gesprochen. Doch ein Blick auf meinen Befund reicht ihm aus, um mit Bestimmtheit sagen zu können: „Du bist Vegetarierin."

Der relevante Marker ist hierbei das Carnitin (lat. *carnis* = Fleisch), das bei mir stark vermindert ist. Die vitaminähnliche Substanz, die der Körper selbst aus den Aminosäuren Lysin und Methionin bilden kann, spielt eine Schlüsselrolle im Energiestoffwechsel – insbesondere im Fettstoffwechsel. Carnitin transportiert langkettige Fettsäuren in die Mitochondrien; fehlt es dort, kann der Organismus die Fettsäuren nicht effizient zur Energiegewinnung nutzen.

Aber was bedeutet das für Menschen, die sich vegetarisch oder vegan ernähren?

„Ich habe prinzipiell nichts gegen vegetarische Ernährung", betont Henning Sartor. „Aber man sollte wissen, dass ein Carnitinmangel bei Vegetariern ein häufiger Grund für anhaltende Müdigkeit und Erschöpfung ist."

Von letzterer bin auch ich betroffen. Ein Grund könnte mein niedriger Carnitinspiegel sein, der nur ungefähr der Hälfte des Mindestwerts und einem Fünftel des Idealwerts entspricht. Dabei bräuchte ich die Fettsäuren in den Mitochondrien, um über den Fettstoffwechsel ausreichend Energie aufzubauen. Fehlt Carnitin, kann der Körper Fette nur eingeschränkt zur Energiegewinnung nutzen und greift verstärkt auf Kohlenhydrate zurück. Diese Verschiebung im Energiestoffwechsel wird mit verschiedenen Stoffwechselstörungen in Verbindung gebracht – und auch im Kontext der Krebsentstehung zunehmend erforscht.

„Wenn du wirklich fit sein möchtest, müsste deine Carnitin-Dosis ungefähr fünf Mal so hoch sein", sagt Sartor. Er empfiehlt mir, Fisch oder hochwertiges Fleisch in meine Ernährung zu integrieren. Dieses sollte ausschließlich von Tieren stammen, die nicht mit antibiotischem Kraftfutter oder mit Hormonen gefüttert wurden. Alternativ gibt es die Möglichkeit, Carnitin als die biologisch aktive Form L-Carnitin zu supplementieren.

Weiter geht es mit den Aminosäuren, die im Test jeweils in Hinblick auf bestimmte körperliche Funktionen gemessen werden. In unserem Gespräch hebt Henning Sartor insbesondere Tyrosin, GABA und Cholin hervor.

Tyrosin ist ein Vorläufer wichtiger Botenstoffe wie Dopamin, Noradrenalin und Adrenalin sowie von Schilddrüsenhormonen (z. B. Tyroxin/T4).

„Die Schilddrüse ist in unserem Körper ein echtes Hochleistungsorgan, das 24/7 arbeitet und Hormone produziert", sagt Sartor. Um reibungslos zu funktionieren, benötigt sie das gesamte Spektrum an Aminosäuren, darunter natürlich auch Tyrosin."

Cholin wiederum ist eine essenzielle Nährstoffvorstufe von Acetylcholin, einem der wichtigsten Botenstoffe des vegetativen Nervensystems. Wir benötigen Cholin unter anderem für Entspannung, Gedächtnisleistung und Kognition. Ein Cholinmangel zählt zu den häufigsten Defizienzen, in die man bei veganer oder vegetarischer Ernährung rutschen kann, da die Aminosäure vor allem in Eiern (insbesondere im Eigelb) sowie in Leber und Fisch vorkommt.

Das an anderer Stelle bereits besprochene GABA wirkt wiederum beruhigend und dämpfend auf eine übermäßige Nervenaktivität. Bisher nicht erwähnt wurde allerdings, dass GABA oft in Form von KO-Tropfen missbraucht wird. Während eine gewisse GABA-Dosis einen entspannenden Effekt hat, wird man bei einer zu hohen Dosis sehr müde und bei einer Überdosis wie narkotisiert und willenlos. Ist der GABA-Spiegel niedrig, hat das Konsequenzen für die Fähigkeit, mit Stress, innerer Unruhe und Ängsten umzugehen. Wiederum ohne dass wir uns vorab darüber ausgetauscht hätten, sagt Henning Sartor zu mir: „Der Zustand, den du sehr häufig spürst, ist folgender: Du bist eigentlich erschöpft, aber innerlich fühlst du dich aufgewühlt und unruhig."

Das stimmt. Sartor erzählt mir, dass sehr viele Menschen, die zu ihm in die Praxis kamen, chronisch erschöpft, müde und gestresst waren. Einige hatten einen regelrechten Ärztemarathon hinter sich und aufgrund ihrer innerlichen Unruhe sogar Antidepressiva verschrieben bekommen.

„Aber das ist reine Symptomkosmetik, keine wirklich ursächliche Medizin", sagt Sartor.

In vielen Fällen wurde erst durch eine Blutuntersuchung deutlich, dass ein zu niedriger GABA-Wert die eigentliche Ursache der nervösen Zustände war. Dass bei mir GABA und Cholin jeweils im unteren Bereich rangieren, überrascht mich daher wenig – ebenso wie der stark erhöhte Cortisolwert. Welche fatalen Konsequenzen chronischer Stress für die Gesundheit und Longevity haben kann, wurde ab S. 117 bereits ausführlich beschrieben. Nun schildere ich auch Henning Sartor, dass vermeintlich stressreduzierende Maßnahmen wie Yoga oder Meditation bei mir bislang keinerlei oder kaum Wirkung gezeigt haben.

Sartor nickt. „Das kann ich mir gut vorstellen. Die ganz banale Biochemie lässt Entspannung bei dir auch gar nicht zu. Du kannst machen, was du willst: Du wirst dich mit Entspannungsmaßnahmen abmühen und durch diese Anstrengung, dich zu entspannen, entsteht nur wieder neuer Stress."

Stress durch Entspannung? So paradox es klingt, genau das ist es, was ich jahrelang erfahren habe. Umso erleichterter bin ich nun, von Henning Sartor indirekt die Erlaubnis bekommen zu haben, es gar nicht erst mit weiteren Yogakursen oder Entspannungsübungen zu versuchen – zumindest so lange nicht, bis sich das biochemische Missverhältnis in meinem Körper insgesamt verbessert hat. Weniger gute Nachrichten hat Sartor hinsichtlich der Langzeitfolgen von chronischem Stress: „Bei erhöhtem Cortisol in Kombination mit einem relativen Defizit von GABA und Cholin droht langfristig ein organisches Burnout."

Mit etwa dreißig Jahren verfügt man in der Regel noch über genug körperliche Ausgleichsmechanismen, um chronischen Stress einigermaßen gut zu balancieren. Nimmt mit dem Alter jedoch beispielsweise die Drüsenfunktion ab, kann der Körper dem Ungleichgewicht immer weniger entgegensetzen.

„Heute stehen wir am Rand der Klippe, morgen sind wir einen Schritt weiter", umschreibt Henning Sartor diese recht düstere Perspektive.

Das Laktat, auf das in Kapitel über die sportliche Leistungsfähigkeit vs. Longevity ab S. 161 intensiv eingegangen wurde, ist bei mir ebenfalls im Norm-, wenn auch nicht im Idealbereich. Zur Erinnerung: Bereits ab einem Laktatwert von über 1 mmol/l (= 1000 µmol/l) wird in funktionellen Zusammenhängen von einer Übersäuerung gesprochen.

Henning Sartor weist jedoch darauf hin, dass der bei mir – morgens, nüchtern und ohne körperliche Belastung – gemessene Wert von 2,5 mmol/l auch durch eine zu kalte Fingerkuppe verfälscht sein könnte. Bei niedriger Hauttemperatur kann es vorkommen, dass überwiegend venöses, gestautes Blut statt gut durchmischtem Kapillarblut entnommen wird – was die Laktatwerte fälschlich erhöht erscheinen lässt.

Die weiteren Parameter des Testabschnitts im Schnelldurchlauf: Wie bei vielen Vegetarier:innen ist auch bei mir das Betain, das für den Zellschutz, die Entgiftung, die Herzgesundheit und die Leberfunktion eine wichtige Rolle spielt, vermindert. Im Kontext der Longevity steht zudem oft das Spermidin im Fokus. Als natürlich vorkommendes Polyamin kann Spermidin die Autophagie der Zellen anregen, zu einer DNA-Stabilisierung und Entzündungsmodulation beitragen und darüber hinaus Zellwachstum und -reparatur unterstützen. Spermin ist die stärker positiv geladene Weiterentwicklung des Spermidins, die selten supplementiert und meist im Körper selbst aus Spermidin gebildet wird. Besteht eine Depressionstendenz oder liegt eine Depression vor, kann man dies häufig anhand der Tryptophan- und Kynureninwerte sowie der Aktivität des Enzyms IDO ablesen.

Weiter geht es nun mit jenen Aminosäuren, die für die Glukoneogenese – also die Neubildung von Glukose in der Leber und Nebennierenrinde – und somit für die Energiegewinnung entscheidend sind *(siehe Tabelle unten)*.

Auch ohne die Wirkmechanismen und Funktionen der einzelnen Aminosäuren zu kennen, sticht eines sofort ins Auge: Die meisten sind – wie auch bei einem Großteil der zuvor genannten Aminosäuren – erniedrigt. Da ich mich zu diesem Zeitpunkt schon eine Weile mit der Silent Intoxication und der Fäulnis-Dyspepsie durch Eiweiß beschäftigt habe, ahne ich, was die niedrigen Werte bedeuten. Wahrhaben möchte ich es allerdings noch nicht.

	Ergebnis	Normbereich
Energiehomöostase – glukogene Aminosäuren (in µmol/l)		
Alanin	223	196 – 481
Asparagin	49,1	33 – 75
Asparaginsäure	94,7	39 – 225
Glutaminsäure	138	99 – 250
Glutamin	237,0	237 – 500
Glycin	211,0	197 – 540
Lysin	**35,9**	40 – 102
Prolin	**97,2**	98 – 292

„Das kann nicht sein", sage ich daher zu Henning Sartor. „Ich esse doch schon so viel Eiweiß. An den meisten Tagen sogar mehr als offiziell empfohlen wird."

Sartor lächelt. „Und trotzdem hast du einen Eiweißmangel", stellt er fest. „Wenn die Aminosäurespiegel im unteren Drittel, nah am unteren Grenzbereich, liegen, können Proteine und Hormone im Körper nicht gut aufgebaut werden."

Das so klar und deutlich zu hören, ist noch einmal etwas ganz anderes, als die Zusammenhänge nur theoretisch zu verstehen. Sehr lange bin ich davon ausgegangen, dass das, was ich über die Nahrung zuführe, automatisch auch im Körper ankommt. In diesem Fall: Wenn ich 120 Gramm Eiweiß pro Tag esse, muss mein Körper ausreichend mit Eiweiß versorgt – vielleicht sogar überversorgt – sein. Wie falsch ich mit dieser Annahme lag, zeigt der Befund nun schwarz auf weiß.

„Sitzen viele ungünstige Bakterien wie Proteobakterien auf der Darmschleimhaut, verwerten diese das Eiweiß, bevor es uns zugutekommen kann", betont Henning Sartor erneut. „Im zweiten Teil des Befundes werden wir noch sehen, wo das gute Eiweiß, das du isst, landet – nämlich leider nicht in deinem Blut." *(Siehe Tabelle auf der nächsten Seite.)*

Neben den Aminosäuren sind auch die Fettsäuren bei mir – wie bei vielen Vegetarier:innen – eine Baustelle. Da die Omega-3-Fettsäuren zu den essenziellen mehrfach ungesättigten Fetten zählen, kann der Körper sie nicht selbst herstellen. Wer keinen fetten Fisch wie Lachs, Makrele, Hering oder Sardinen isst, ist daher häufig unzureichend mit den wichtigen marinen Omega-3-Fettsäuren EPA und DHA versorgt. Teilweise kann der Körper

	Ergebnis	Normbereich
Mehrfach ungesättigte Fettsäuren, Omega 3 (in %)		
Alpha-Linolensäure (ALA)	0,62	0,34–1,04
Eicosapentaensäure (EPA)	**0,09**	>2
Docosahexaensäure (DHA)	**1,19**	>6
Mehrfach ungesättigte Fettsäuren, Omega 6 (in %)		
Linolsäure	**32,08**	16,8–23,6
Gamma-Linolensäure	**0,07**	0,15–0,55
Arachidonsäure	10,66	10–14,3
Quotienten (Ratio)		
Lc Omega-3-Index	**2,01**	>8
Eicosanoid-Balance	**0,86**	>15
Omega-6/3-Verhältnis (AA/EPA)	**17,23**	<8

auch die pflanzliche Omega-3-Vorstufe α-Linolensäure (ALA) in EPA und DHA umwandeln. Allerdings reicht der Verzehr von pflanzlichen Lebensmitteln wie Leinsamen, Leinöl, Chiasamen, Hanfsamen oder Walnüssen oft nicht aus, um den Bedarf zu decken. Viele vegetarisch oder vegan lebende Menschen entscheiden sich daher für eine Supplementierung, meist in Form von Algenöl oder Algenöl-Kapseln. Darüber hinaus spielt mal wieder die Balance – in diesem Fall jene bestimmter Fettsäuren – eine wichtige Rolle. Ist die Eicosanoid-Balance vermindert, spricht das für ein Ungleichgewicht zwischen der entzündungsfördernden Arachidonsäure und der entzündungshemmenden Eicosapentaensäure, was entzündliche Prozesse wie Arteriosklerose oder rheumatoide Arthritis fördern kann. Ein erhöhtes Omega-6/Omega-3-Verhältnis deutet hingegen auf eine erhöhte Zufuhr an Omega-6- und einen Mangel an Omega-3-Fettsäuren hin. Für die westliche Ernährung ist es typisch, zu viele Omega-6-Öle aufzunehmen, was bei gleichzeitig zu geringen Omega-3-Werten zu Entzündungen, Thrombosen und Gefäßverengungen führen kann. Der Omega-3-Index wiederum bildet das Verhältnis von EPA und DHA zu den Gesamt-Fettsäuren ab. Ist der Index, wie in meinem Fall, zu niedrig, steigt das kardiovaskuläre Risiko.

Nach dem Blick auf wichtige, im Blut messbare Parameter folgt der Part, auf den ich besonders gespannt bin: Mit Henning Sartor werde ich nun die Ergebnisse der molekulargenetischen Mikrobiom- und Metabolomanalyse besprechen. Wie bereits erwähnt, hat auch das Ehepaar Anton Feldner und Maria Paz Mendez eine Stuhldiagnostik durchführen lassen, die das Spektrum beispielhafter Befunde in diesem Buch erweitert.

Anton Feldner repräsentiert dabei die ambitionierten Breitensportler. Der 59-Jährige ist aktiver Ausdauersportler, läuft jede Woche etwa 80 bis 100 Kilometer und macht zusätzlich eine wöchentliche Bergtour. Mit 75 Kilogramm Körpergewicht bei einer Körpergröße von 1,92 Meter (BMI: 20,3) liegt er im unteren Bereich des Normalgewichts. Laut eigener Aussage ist Feldner symptomfrei, hat keinerlei Bauchbeschwerden und nimmt keine Medikamente ein. Seine Ehefrau Maria Paz Mendez kämpft hingegen schon seit ihrer Kindheit mit Darmproblemen, vor allem mit chronischer Verstopfung. Außerdem leidet die 61-Jährige an einer ganzen Reihe weiterer Erkrankungen: CFS (Chronisches Fatigue-Syndrom), Asthma, Heuschnupfen, allergische Hautprobleme (Neurodermitis), Herzschwäche wegen eines Herzinfarkts, hohes Cholesterin und Depressionen. Aufgrund einer Schlafapnoe muss sie nachts eine Maske tragen, um weiteratmen zu können, was den Körper in enormen Stress versetzt. Schon bei geringen Anstrengungen ist Maria Paz Mendez erschöpft und muss zudem täglich zahlreiche Medikamente einnehmen. Von der Darmkur verspricht sich die Schulhelferin nicht nur eine Verringerung der Medikation und ein verbessertes allgemeines Wohlbefinden, sondern auch eine Gewichtsreduktion. Mit einer Körpergröße von 1,73 Meter und einem Körpergewicht von 85 Kilogramm ergibt sich ein BMI von 28,4, was in die Kategorie Übergewicht (Präadipositas) fällt *(siehe Tabelle unten)*.

Die erste Seite des Mikrobiombefunds gibt Auskunft über relevante Eigenschaften des Stuhls, die Artenvielfalt der Darmbakterien, den Grad der Abweichungen innerhalb des Mikrobioms und die wichtigsten Bakterienratios. Das in diesem Buch vielbesprochene Verhältnis zwischen Actino- und Proteobakterien ist bei uns allen zu niedrig. In unserem Mikrobiom gibt es also jeweils

	Anton	Maria	Katharina	Normbereich	86-jährige Patientin
pH-Wert	6,1	–	**6,6**	5,8 – 6,5	6,3
Diversität	**4,70**	**5,44**	6,10	> 5,5	6
Enterotyp	2	1	1		1
Dysbioseindex	20	26	22		15
Ratio Firmicutes – Bacteroidetes	0,83	2,36	1,80	< 3,0	3,29
Ratio Actinobacteria – Proteobacteria	**0,30**	**0,25**	**0,50**	> 1,0	1,2
Ratio Prevotella – Bacteroides	8,07	**0,00**	**0,00**	> 0,1	0,12

mehr Verbrecherkeime als „gute" Darmbakterien, die erstere in Schach halten könnten. Sowohl Anton Feldner als auch Maria Paz Mendez haben eine niedrige Diversität – also eine zu geringe Vielfalt an Darmbakterien. Dafür hat Anton Feldner einen nahezu optimalen sauren pH-Wert von 6,1, während das Milieu in meinem Darm etwas zu basisch ist.

Was uns besonders beeindruckt: Die 86-jährige Patientin, deren Befund mir Burkhard Schütz bei unserem ersten Treffen gezeigt hat, schlägt uns alle! Ihr pH-Wert ist ideal, die Diversität hoch und der Dysbioseindex niedriger als bei uns. Auch die Ratio der Actino- zu den Proteobakterien liegt bei ihr im „grünen Bereich". Ob Walters Darmbefund ähnlich ausgesehen hätte? Vielleicht. Ich nehme mir die Werte der alten Dame jedenfalls zum Vorbild: Dort möchte ich auch hin.

Nun aber weiter in der Auswertung:

Ein Blick auf die Bakterienphyla (die einzelnen Bakterienstämme) und das Metabolom *(siehe Tabelle auf der nächsten Seite)* verrät, welche Bakteriengruppen zu welchen Anteilen im Darm vorhanden sind – bildlich gesprochen: welche Gästegruppen im eigenen „Darmhotel" eingecheckt haben. Während bei Anton Feldner die Bacteroidetes die größte Gruppe bilden, sind bei Maria Paz Mendez und mir die Firmicutes am häufigsten vertreten. Bei Feldner und Mendez lassen sich zudem vermehrt Bakteriengruppen nachweisen, die in der Lage sind, Phenole und Ammoniak zu produzieren, wohingegen bei mir vor allem jene Keime auftreten, die häufig sekundäre Gallensäuren und die chemischen Verbindungen TMA/TMAO (Trimethylamin/Trimethylamin-N-oxid) bilden. Letztere werden mit einem erhöhten Risiko

	Anton	Maria	Katharina	Normbereich
Bakterienphyla (in %)				
Actinobacteria	**0,6**	**1,3**	**0,6**	1,5 – 7
Bacteroidetes	**52,9**	27,8	34,6	20 – 45
Firmicutes	**44,1**	65,6	62,2	50 – 75
Fusobacteria	0,0	0,0	0,0	0,0 – 1,0
Proteobacteria	2,0	**5,2**	1,2	1,0 – 3,5
Verrucomicrobia	**0,1**	**0,0**	**0,0**	1,5 – 5,0
Metabolom (stoffwechselaktive Bakteriengruppen, in %)				
Sekundäre Gallensäuren	-28,8	**34,5**	**41,8**	
TMA/TMAO	-34,0	-42,0	**16,5**	
Indoxylsulfat	-50,0	-50,0	-50,0	
Phenole	**10,0**	**75,0**	-2,7	
Ammoniak	**7,8**	**22,4**	-25,5	
Histamin	-50,0	-50,0	-50,0	
Equol	68,0	557,9	6,0	
Beta-Glucuronidasen	-48,2	**-49,9**	-43,9	
Mucinbildung / Schleimhautbarriere (in KBE/g Stuhl)				
Akkermansia muciniphila	**2,6 x 10^8**	**< 1,0 x 10^5**	**< 1,0 x 10^5**	> 5,0 x 10^9
Faecalibacterium prausnitzii	1,3 x 10^11	2,1 x 10^11	**7,1 x 10^10**	> 1,0 x 10^11

für Herz-Kreislauf-Erkrankungen assoziiert. Das wichtige schleimhautschützende Bakterium Akkermansia muciniphila ist bei Anton Feldner nur in geringen Zahlen vorhanden; bei Maria Paz Mendez und mir überhaupt nicht nachweisbar.

„Das ist ein ganz typischer Mangel", erklärt Henning Sartor. „Akkermansia ist ein hochempfindliches Bakterium, eine echte Mimose. Schon bei geringsten Abweichungen vom optimalen Milieu sterben die Akkermansiakeime sofort ab."

Doch es gibt auch gute Nachrichten: Keiner von uns dreien hat Candida-Hefen, Parasiten oder Pilze im Darm. Allerdings finden sich vor allem bei Anton Feldner mehrere pathogene oder potenziell pathogene Bakterien, darunter Haemophilus, Klebsiella, Serratia, Pseudomonas und Escherichia coli *(siehe Tabelle unten)*.

Und nun wird es richtig spannend. Denn spätestens bei der Betrachtung der Metabolite wird deutlich, dass nicht unbedingt entscheidend ist, welche Bakterien in

	Anton	Maria	Katharina	Normbereich
Reizdarmrelevante Metabolite				
Histamin	4,9	**9,6**	< 0,3	< 5
Tryptophan	56,3	84,2	27,1	> 14,5
Serotonin	1,3	1,4	0,9	0,8 – 4,5
GABA	194	173	258	> 60
Aminosäuren (Vorstufen)				
Tryptophan	56,3	84,2	27,1	> 14,5
Tyrosin	302	436	113	> 50
Phenylalanin	246	638	108	> 35
Toxine				
Tryptamin	14,00	9,95	7,37	0,05 – 19,99
Indoxylsulfat	**0,32**	**0,23**	< 0,20	< 0,2
P-Cresolsulfat	**5,27**	0,66	0,94	< 1,5
Kynureninsäure	3,40	2,66	3,78	0,1 – 7,49
Summenparameter				
Toxin-Score (Index)	**10**	**5**	0	< 3
AHR-Score	**79 %**	100 %	97 %	> 80 %

unserem Mikrobiom vorhanden sind, sondern was sie tun. Nur weil einige Rowdy-Gruppen im Darmhotel wohnen, heißt das schließlich nicht zwingend, dass sie ihr aggressives Potenzial auch ausleben und randalieren. In meinem Fall sind zwar die Bakterien, die sekundäre Gallensäuren bilden können, erhöht – doch das tun sie nicht oder nur in unbedenklichem Ausmaß. Auch die Produktion weiterer Toxine liegt im „grünen Bereich", weshalb sich bei mir ein Toxin-Score von 0 ergibt. Das bedeutet: keine Vergiftung, keine Silent Intoxication. Für den Moment bin ich erleichtert. Etwas anders sieht es beim Ehepaar Feldner – Paz Mendez aus. Bei Anton Feldner sind sowohl größere Mengen an Indoxylsulfat als auch an p-Cresolsulfat nachweisbar, was in einem Toxin-Score von 10 resultiert. Gleichzeitig fällt sein AHR-Score, der Summenparameter der immunmodulierenden, schützenden Indolderivate, mit 79 Prozent zu niedrig aus. Das heißt, dass in seinem Darm aktuell noch zu wenige schützende Metabolite produziert werden, die die stille Vergiftung ausgleichen könnten.

Meiner Euphorie darüber, offenbar nicht aus dem eigenen Darm heraus vergiftet zu werden, wird jedoch schon kurz darauf ein ordentlicher Dämpfer verpasst. Denn Henning Sartor bescheinigt mir nicht nur eine leichte Slow Transit Constipation, sondern auch eine Silent Inflammation. Erstere lässt sich anhand der nachgewiesenen Wassermenge im Stuhl ablesen, die bei mir im unteren Grenzbereich liegt *(siehe Tabelle rechts)*.

„Du brauchst mehr Quellstoffe, die das Wasser binden und die Transitzeit verkürzen", sagt Sartor und empfiehlt mir, von nun an zu jeder Mahlzeit mehrere Esslöffel Bio-

	Anton	Katharina	Normbereich
Verdauungsrückstände			
Quant. Nachweis von Fett	**4,40**	**3,80**	<3,5
Quant. Nachweis von Stickstoff	0,50	0,70	<1,0
Quant. Nachweis von Zucker	**3,80**	**3,60**	<2,5
Quant. Nachweis von Wasser	80,20	76,60	75–85
Nachweis einer Maldigestion			
Pankreaselastase im Stuhl	472,77	397,55	>200
Gallensäuren im Stuhl	48,11	17,19	<70
Verdauungsrückstände			
Quant. Nachweis von Fett	**4,40**	**3,80**	<3,5
Quant. Nachweis von Stickstoff	0,50	0,70	<1,0
Quant. Nachweis von Zucker	**3,80**	**3,60**	<2,5
Quant. Nachweis von Wasser	80,20	76,60	75–85
Nachweis einer Maldigestion			
Pankreaselastase im Stuhl	472,77	397,55	>200
Gallensäuren im Stuhl	48,11	17,19	<70
Nachweis einer Malabsorption			
Calprotectin	**64,44**	**186,13**	<50
Alpha 1-Antitrypsin	10,9	19,7	<27,5
Einzelparameter			
Sekretorisches Immunglobulin A	**4398,3**	906,5	510–2040
Zonulin	**71,55**	**63,60**	<55
Histamin im Stuhl	**1304,8**	<200,0	<959

Haferkleie zu mir zu nehmen. Die darin enthaltenen Ballaststoffe sind Futter für die „guten" butyratbildenden Bakterien, die bei mir nur sehr spärlich vorhanden sind.

„Die Butyratbildner müssen bei dir das Ruder übernehmen und antientzündlich wirken", sagt Henning

Sartor. Dass es in meinem Darm tatsächlich eine Entzündung gibt, zeigt der hohe Calprotectinwert von 186,13. Ein Wert von 17,9 – also ein Zehntel des gemessenen Wertes – ist laut Sartor ideal. Die Entzündung in meinem Darm ist auch der Grund, weshalb mein Dysbioseindex – trotz der nicht nachweisbaren Toxine – relativ hoch ist.

Bei Anton Feldner ist ebenfalls eine leichte Entzündung festzustellen und auch der Zonulinwert liegt bei uns beiden nicht im Optimalbereich. Als körpereigenes Protein reguliert Zonulin die Tight Junctions zwischen den Darmschleimhautzellen. Ist das Zonulin erhöht, ist die Barrierefunktion des Darms gegebenenfalls gestört, was einen Leaky Gut und Nahrungsmittelunverträglichkeiten begünstigen kann. Auf eine Nahrungsmittelallergie, eine Dysbiose, eine entzündliche Darmerkrankung oder eine akute Infektion weist auch Feldners stark aktivierte Immunabwehr hin. Der relevante Marker ist hierbei das sekretorische Immunglobulin A (slgA). Hinzu kommt neben dem erhöhten Histaminwert im Stuhl – der auf eine Histaminintoleranz, einen gestörten Histaminabbau, eine Dysbiose oder eine Darmentzündung hindeuten könnte – in Feldners Fall der Nachweis zytotoxischer Gallensäuren. Henning Sartor besorgt es, dass der Redakteur trotz seiner relativ hohen Toxinbelastung regelmäßig ambitioniert Sport treibt. „Bei intensiver Belastung können Toxine über eine undichte Darmbarriere leichter in den Körper gelangen und sich verteilen. Das belastet Zellen und Gefäße und kann die Silent Inflammation noch verstärken."

So wertvoll diese Informationen zum Status Quo der Darm- und Allgemeingesundheit auch sind: Nach der

Besprechung der Laborergebnisse müssen wir die Befunde erst einmal sacken lassen.

„Mich hat es kalt erwischt", meint Anton Feldner. „Bisher habe ich mich immer für kerngesund gehalten – und nun dieses Ergebnis. In Schulnoten bekam mein Darm von Henning Sartor etwas zwischen Vier minus und einem glatten Sechser. Prost Mahlzeit!"

Maria Paz Mendez ist weniger überrascht. „Ich habe schon mein Leben lang eine sehr träge Verdauung, daher habe ich nichts anderes erwartet", sagt sie. „Nun bin ich vor allem gespannt, wie es uns mit der Kur ergehen wird. Mir graut es vor den massiven Einschnitten, aber wir geben unser Bestes."

Wie diese Einschnitte konkret aussehen werden, ist in dem Gesundheitsplan festgehalten, den wir im Anschluss an die Befundbesprechung erhalten. Die Pläne hat Henning Sartor individuell, auf Basis der vorliegenden Diagnostik, erstellt. Obwohl unsere gesundheitlichen „Baustellen" sehr unterschiedlich sind, sehen einige Elemente der Kur für uns alle gleich aus: Während der 21-tägigen sogenannten Korrekturphase werden wir uns sehr kohlenhydratarm, gluten- und weizenfrei, arachidonsäurearm und Omega-3-reich, lactose- und fructosearm sowie zuckerfrei ernähren. Die Ernährung sollte überwiegend aus Fetten und mäßigen Eiweißmengen (0,8 bis 1,5 Gramm Eiweiß pro Kilogramm Körpergewicht pro Tag), Gemüse, Ballaststoffen sowie frischen Kräutern und Gewürzen bestehen. Auch fermentiertes Gemüse steht von nun an täglich auf dem Speiseplan, wobei die Portionen im Laufe der Kur langsam gesteigert werden sollen.

Diese Ernährungsregeln beschäftigen mich allerdings weniger als die Frage, wie die Ernährung während der

Kur gestaltet werden soll. Da ich untergewichtig bin (BMI 16,5) möchte ich gerne vermeiden, durch langes Fasten womöglich Gewicht zu verlieren. Doch Henning Sartor beruhigt mich: „Bei der Kur geht es in erster Linie darum, die Toxine zu entfernen und alle Vitalstoffe wieder aufzufüllen."

Zwar empfiehlt er auch mir, tägliche Essenspausen von 12 bis 14 Stunden einzulegen, mich ansonsten aber iso- bis leicht hyperkalorisch zu ernähren – also tendenziell sogar mehr Kalorien zuzuführen als mein Körper benötigt. Anton Feldner und Maria Paz Mendez hingegen gehen nach der *Upgraders*®-Methode[39] vor und praktizieren intermittierendes Fasten. Sie halten ein tägliches 16-stündiges Fastenfenster ein und lassen an drei Tagen pro Woche das Abendessen ausfallen. Da Maria Paz Mendez das Ziel verfolgt, Körpergewicht zu reduzieren, isst sie während der Kur hypokalorisch, also unter ihrem täglichen Kalorienbedarf. Was die Esskultur betrifft, gilt in erster Linie die Regel: wie ein Gourmet. Das bedeutet: Gutes, wenig, langsam und genussvoll. Ein gründliches Kauen und Einspeicheln der Nahrung ist dabei besonders entscheidend (eine Anleitung zum richtigen Kauen finden Sie auf S. 227).

Außerdem sollen wir auf tagtäglichen weichen Stuhl achten und bei festem Stuhlgang Bittersalz oder Magnesiumcitrat-Pulver einnehmen.

Ein weiterer wichtiger Baustein des Plans ist die Substitutionstherapie. Ich staune, als ich die lange Liste der Nahrungsergänzungsmittel lese, und noch mehr, als die vielen Dosen, Beutel, Flaschen und Fläschchen schließlich in unserer Küche stehen. Das alles soll ich in den nächsten drei Wochen jeden Tag einnehmen?

„Na, da hast du dir ja was vorgenommen", sagt mein Freund und überfliegt die gelben Zettel, die ich auf die Präparate geklebt habe. Darauf habe ich den Einnahmerhythmus notiert: 2 – 0 – 2 beim Vitamin C, also jeweils zwei Kapseln morgens und abends. 1 – 0 – 1 steht auf der mit flüssigem Q10 Ubiquinol gefüllten Sprühflasche, was bedeutet: jeweils morgens und abends ein Sprühstoß. In den ersten drei Tagen stelle ich mir mehrere Wecker, um keinen Einnahmezeitpunkt zu verpassen.

Der Morgen beginnt mit einem Probiotikum zum Darmflora-Aufbau. Das Pulver, das ich in warmem Wasser auflöse, enthält zehn natürlich im menschlichen Darm vorkommende, vermehrungsfähige Bakterienkulturen. Der Geschmack des fertigen Getränks ist angenehm und erinnert an warme Milch mit einer leichten Vanillenote. Es ist ein gutes Gefühl, schon so früh am Tag aktiv etwas für die eigene Darmgesundheit getan und bestenfalls einige „gute" Mitbewohner in das eigene Mikrobiom eingeschleust zu haben. Weiter geht es mit einer Tasse schwarzem Kaffee, in die ich nun jedoch nicht wie üblich einen Schuss Hafermilch, sondern einen Esslöffel geschmacksneutrales C-8-Öl (reine Caprylsäure) gebe. Caprylsäure ist ein MCT-Öl, das nicht nur antimikrobiell und entzündungshemmend wirken, sondern in der Leber auch sehr schnell in Energie (Ketone) umgewandelt werden kann. Die Abkürzung MCT steht dabei für „Medium Chain Triglycerides" (mittelkettige Triglyzeride). Eine Aufnahme mittelkettiger Fettsäuren bei gleichzeitig ketogener, also kohlenhydratarmer Ernährung kann den mentalen Fokus und die kognitive Leistung verbessern. Tatsächlich merke ich nach einigen Tagen, dass ich, wenn ich vormittags am

Schreibtisch sitze, fokussierter bin und mich insgesamt besser konzentrieren kann.

Am frühen Mittag starte ich die Nahrungsaufnahme mit einem großen Shake, bestehend aus frischem Spinat, gefrorenen Beeren, Mandelmilch und dem, was Henning Sartor im Therapieplan als „Aufbau-Nahrung" bezeichnet hat. Gemeint ist in diesem Fall der Energieaufbau, aber auch der Aufbau einer größeren Bakterienvielfalt innerhalb des Mikrobioms. Um die Diversität zu fördern, enthält das grüne Pulver, das ich zusammen mit den anderen Zutaten in den Mixer gebe, eine Vielzahl getrockneter und nährstoffreicher Zutaten: Hanfprotein, gekeimten und fermentierten Quinoa, Maca, fermentierte Reiskleie, Sango Koralle, Bambus Silizium, Baobab, Weizengrassaft und D-Ribose, um nur einige zu nennen. In meiner normalen Ernährung findet sich kaum eines der genannten Lebensmittel – erst recht nicht in dieser Vielfalt. Bevor ich den Shake trinke – langsam natürlich und unter gründlichem Einspeicheln –, nehme ich die empfohlenen Nahrungsergänzungsmittel ein: Vitamin D3, Vitamin C, Vitamin B-Komplex, L-Carnitin, Selen, Jod und Q10 Ubiquinol. Außerdem trinke ich einen kleinen Messbecher eines Pflanzenferments, das 31 magenresistente Bakterienstämme (Milchsäurebakterien, Bifidobakterien und Hefen) aus fermentierten Sprossen enthält.

Dreimal täglich, zwischen den Mahlzeiten, führe ich in Wasser oder Tee eingerührtes D-Galaktose-Pulver zu, das während der Kur herkömmlichen Zucker ersetzt. Als Einfachzucker (Monosaccharid) liefert D-Galaktose schnell verfügbare Energie, ohne die Insulinausschüttung stark anzuregen und Blutzuckerspitzen zu verursachen. Insgesamt nehme ich während der Kur siebzehn verschiedene

Nahrungsergänzungen und Öle (Omega-3-Öl, Leinöl und Caprylsäure) ein; zu jeder Mahlzeit außerdem zwei bis fünf Esslöffel Bio-Haferkleie in Wasser.

So oft es geht, koche ich selbst und versuche, eine möglichst große Palette ballaststoffreicher Lebensmittel und frischer Kräuter zu integrieren. Vor dem Mittag- und Abendessen esse ich jeweils eine Portion Sauerkraut, Kimchi oder anderes fermentiertes Gemüse. Der Tag endet mit der letzten Runde an Supplementen, wobei ich abends auch noch Ashwagandha-Kapseln einnehme. Ashwagandha ist eine Heilpflanze aus der ayurvedischen Medizin, die die nächtliche Regeneration fördern und zudem zu einer Senkung des Cortisolspiegels beitragen kann.

Es dauert eine Weile, bis ich mich an die neuen Routinen gewöhnt habe. Während das tägliche Programm an Tagen, an denen ich im Homeoffice arbeite, mir meine Zeit recht frei einteilen und meine Mahlzeiten selbst zubereiten kann, noch gut umsetzbar ist, sind Reisen, Geburtstagseinladungen oder Kochabende mit Freund:innen eine echte Herausforderung. Einmal fahre ich für ein paar Tage beruflich nach Frankfurt. Im ICE spüre ich die Blicke der anderen Fahrgäste auf mir, als ich die vorbereitete randvolle Tablettendose aus dem Rucksack ziehe und eine Kapsel nach der anderen mit Wasser schlucke. Beim Abendessen im Restaurant bitte ich um Sauerkraut oder anderes fermentiertes Gemüse anstelle eines Beilagensalats und versuche abzuschätzen, welches der Gerichte auf der Speisekarte am meisten Ballaststoffe und dabei möglichst wenig Kohlenhydrate und Zucker

„Das Therapieziel lautet: Viel Butyratbildung, ein Stuhl-pH von 6,0, kein Nachweis proteolytischer Toxine und eine hohe Ratio von Actino- zu Proteobakterien."

Burkhard Schütz, Henning Sartor

enthält. Als ich später ins Hotelzimmer komme, bin ich erschöpft. Diese Kur ist ein echter 24/7-Job, denke ich, bevor ich vor dem Schlafengehen auch noch die letzten Nahrungsergänzungsmittel einnehme.

Anton Feldner und Maria Paz Mendez machen ähnliche Erfahrungen. „Wir hatten auf jeden Fall Startschwierigkeiten", berichtet Feldner. „Es sind einfach sehr viele Supplemente, an die man denken muss. Auch das 16-stündige Fasten ist nicht immer mit meinem Arbeitsalltag vereinbar – etwa, wenn ein wichtiges Geschäftsessen ansteht, das außerhalb des vorgegebenen zeitlichen Essensfensters liegt."

Aber lohnt sich denn der ganze Aufwand? Nehmen wir durch die gesundheitsoptimierenden Maßnahmen bestimmte Veränderungen wahr – und wenn ja, welche? Bei mir zeigen sich die ersten Effekte der Kur ungefähr nach sieben Tagen in Form eines merklichen Energieschubs. Ich kann mich nicht nur bei der Arbeit besser konzentrieren und schaffe mehr in kürzerer Zeit. Auch im Alltag fühle ich mich beschwingter, erledige Aufgaben ohne merkliche Anstrengung, bewege mich insgesamt mehr und erreiche neue sportliche Bestleistungen. Vielleicht hat dieser Zuwachs an Energie und Stärke auch etwas mit einer verbesserten Regeneration zu tun. Zum ersten Mal seit langer Zeit habe ich das Gefühl, morgens wirklich erholt aufzuwachen. Allerdings achte ich nun auch besonders darauf, nicht zu spät zu Abend zu essen, und folge meinem natürlichen Bedürfnis, früher als gewöhnlich ins Bett zu gehen. Wenig später stelle ich fest, dass ich insgesamt ausgeglichener und besser gelaunt bin.

„Du lachst viel mehr als sonst", sagt mein Freund schon in der zweiten Woche der Entgiftung zu mir. Man könnte das für eine natürliche Schwankung der Gemütslage halten, doch tatsächlich bleibt meine verbesserte Stimmung langfristig, auch noch nach der Kur, bestehen. In der dritten Woche bemerke ich zudem, dass mein Hautbild sich verbessert hat. Ich hatte nie mit wirklich unreiner Haut zu kämpfen, doch nun verschwinden nach und nach selbst kleinere Pickel, Rötungen gehen zurück und die Haut wirkt insgesamt strahlender und glatter.

Diese positiven Entwicklungen motivieren natürlich, und ich nehme mir vor, einige der neuen Gewohnheiten auch nach Ablauf der drei Wochen beizubehalten. Zuvor stehen allerdings erneute Mikrobiomanalysen an, die zeigen werden, ob sich etwas an unserem Gesundheitszustand verändert hat. Konnten Anton Feldner, Maria Paz Mendez und ich das Milieu in unserem Darm verbessern, die Diversität erhöhen und Toxine reduzieren?

Das Therapieziel ist laut Schütz und Sartor dann erreicht, wenn vor allem die folgenden vier Punkte erfüllt sind: Viel Butyratbildung, ein Stuhl-pH von 6,0, kein Nachweis proteolytischer Toxine und eine hohe Ratio von Actino- zu Proteobakterien.

„Allerdings war in eurem Fall der Zeitraum zwischen den Messungen recht kurz", betont Henning Sartor, als wir uns zur Besprechung der Kontrollbefunde erneut zusammensetzen. „Normalerweise würden wir dazu raten, die Werte erst nach sechs bis acht Wochen, anstatt nach drei Wochen erneut zu kontrollieren."

Dennoch lassen sich bereits einige Veränderungen feststellen: Die Diversität meiner Darmbakterien hat sich erhöht (von Grad 5 auf Grad 6) und auch der pH-Wert des Stuhls liegt mit 6,2 nun im Normbereich. Auf der Gästeliste des Mikrobenhotels in meinem Darm gibt es hingegen kaum Veränderungen.

„Das ist nicht ungewöhnlich", erklärt Henning Sartor. „Bis sich die Zusammensetzung der Bakterien verändert, kann es durchaus ein halbes Jahr oder länger dauern. Was wir meist als Erstes feststellen, sind Veränderungen der Entzündungswerte und des subjektiven Wohlbefindens."

Dass sich mein körperliches und mentales Wohlbefinden durch die Maßnahmen merklich zum Positiven verändert hat, habe ich bereits beschrieben. Und tatsächlich: Auch die Entzündung in meinem Darm ist erheblich zurückgegangen.

„Einen Calprotectinwert von 186,13 innerhalb dieser sehr kurzen Zeit auf 37,97 zu reduzieren, ist eigentlich eine kleine Sensation", sagt Henning Sartor mit Blick auf meinen Befund. Der Entzündungswert liegt damit wieder im Normbereich. Den drastischen Abfall führt Sartor unter anderem auf eine Verbesserung meiner Slow Transit Constipation zurück. Ein nun höherer Wassergehalt im Stuhl (von 76,60 auf 82,20) spricht dafür, dass der Stuhl insgesamt weicher geworden und die Verstopfung in der Folge zurückgegangen ist. Bei einem weicheren

Stuhlgang wird der Darm nicht nur effizienter von „Altlasten“ befreit – es sinkt auch das Risiko der Bildung weiterer Toxine. Vermutlich durch den weitgehenden Verzicht auf Kohlenhydrate ist zudem mein zuvor erhöhter Zonulinwert mit 54 Nanogramm pro Milliliter nun wieder im „grünen Bereich“.

Henning Sartor sieht in diesen Ergebnissen einen „Proof of Concept“ des von ihm und Burkhard Schütz vertretenen Diagnose- und Therapieansatzes. „Die Kontrollbefunde spiegeln sehr schön wider, was Burkhard und ich seit Jahren zu vermitteln versuchen“, sagt er. „Eine Behandlung des Leaky-Gut-Syndroms und der Silent Inflammation gelingt dann am besten, wenn man auf der Toxinebene ansetzt. Denn die von den Darmbakterien produzierten Toxine triggern oft Entzündungen im Körper.“

Zugleich betont er die Wichtigkeit der richtigen Vitalstoffe. „Als Orthomolekularmediziner habe ich gelernt, dass mit einer Kombination aus gezielter Toxinreduktion und der richtigen Supplementation die besten Ergebnisse erzielt werden können. Wer richtig gesund sein oder werden möchte, sollte nicht nur den Darm behandeln, sondern auch die eigene Vitalstoffversorgung im Blick behalten.“

Auf meine Frage, welcher der vielen Vitalstoffe, die ich in Form von Nahrungsergänzungsmitteln zugeführt habe, am stärksten antientzündlich wirkt, antwortet Sartor: „Das lässt sich nicht verallgemeinern. Aber meist hat der Vitalstoff, der vor der Supplementation am stärksten gefehlt hat, den größten Effekt.“

Nun würde ich natürlich gerne wissen, wie es nach der Kur um meine Vitalstoffversorgung bestellt ist. Doch leider konnten die Kapillarblutproben, die ich zusammen mit den Stuhlproben eingesendet habe, nicht ausgewertet werden.

„Das passiert oft", sagt Henning Sartor. „Du hast einfach zu wenig Blut abgenommen."

Zunächst ärgere ich mich über mich selbst, da ich doch gerne gewusst hätte, wie sich beispielsweise mein Omega-3- oder mein Cortisolwert nach den drei Wochen der Interventionsphase verändert haben. Andererseits spüre ich ja, auch ohne es noch einmal schwarz auf weiß zu sehen, dass sich meine Stimmung, mein Energielevel und auch meine Stresstoleranz grundlegend verbessert haben.

Neben falsch durchgeführten Messungen gibt es noch weitere Fallstricke, die während und nach der Kur häufig auftreten. Im Endbefund von Maria Paz Mendez fällt auf, dass der Wassergehalt in ihrem Stuhl noch immer niedrig ist (70 Gramm pro 100 Gramm). Die Schulhelferin leidet also nach wie vor unter einer Verstopfung – und das, obwohl sie von uns dreien die höchste Dosis Magnesiumcitrat eingenommen und den Darm am stärksten gereinigt hat.

Wie Henning Sartor mir erzählt, hat Mendez die Einnahme von Magnesiumcitrat jedoch reduziert oder sogar ganz eingestellt, sobald es bei ihr zu stärkeren Durchfällen kam.

„Das war ein Fehler", sagt Sartor. „Denn die Durchfälle während der Kur sind ja temporär und bewusst herbeigeführt. Das Ziel ist es, den Stuhl insgesamt weicher zu machen und auf diese Weise die Verstopfung zu bekämpfen."

Allerdings kann Maria Paz Mendez auch einige Kurerfolge verzeichnen: In den einundzwanzig Tagen hat die

61-Jährige rund fünf Kilogramm Körpergewicht verloren und auch ihr Dysbioseindex ist stark gesunken (von 26 auf 17). Bei Anton Feldner ist es umgekehrt: Sein Dysbioseindex liegt nach der Kur bei 33 – ein Anstieg von satten 13 Punkten. Was ist da passiert?

Feldner berichtet, dass er selbst zunächst schockiert war, als er die rote Zahl sah. „Im ersten Moment habe ich gedacht, die ganze Kur und der finanzielle Aufwand seien sinnlos gewesen."

Doch Henning Sartor beruhigt den Redakteur: Der Dysbioseindex sei nicht der Maßstab aller Dinge, sondern sollte immer zusammen mit den Einzelwerten betrachtet werden. Hier findet sich dann auch rasch eine plausible Erklärung für den Index-Anstieg: Im Stuhl von Anton Feldner wurde ein Hefepilz namens Candida krusei gefunden. Henning Sartor vermutet, dass sich der Candida-Pilz an die Darmwand angeheftet hatte und durch die Darmentgiftung ausgeleitet wurde. Dass der Pilz den Körper verlassen hat, ist also prinzipiell eine gute Nachricht – obwohl der Nachweis im Stuhl für einen sprunghaftes Hochschnellen des Dysbioseindexes gesorgt hat. Abgesehen davon lassen sich bei Feldner im Vergleich zum Anfangsbefund nur kleine Veränderungen feststellen: Das Calprotectin und das Zonulin sind wie auch bei mir gesunken, während sich der Wassergehalt des Stuhls kaum verändert hat. Allerdings muss an dieser Stelle ergänzt werden, dass Feldner sein Sportpensum auch während der Kur aufrechterhalten hat. Um leistungsfähig zu bleiben, hat er nach wie vor relativ viele Kohlenhydrate zu sich genommen und auch das abführend wirkende Magnesiumcitrat nur sparsam eingesetzt.

„Um wirklich signifikante Ergebnisse zu erzielen und diese langfristig zu erhalten, braucht es einen längeren Atem“, sagt Henning Sartor. Für die Zeit nach der Kur erstellt er für uns erneut Therapiepläne, auf denen die Nahrungsergänzungsmittel vermerkt sind, die wir weiterhin einnehmen sollen.

„Maria und ich haben uns vorgenommen, auch künftig auf weichen Stuhlgang zu achten, Gluten zu meiden und außerdem viel Haferkleie und Fermentiertes zu essen“, sagt Anton Feldner. „Ich werde außerdem versuchen, täglich Sauerkrautsaft zu trinken.“

Auch ich nehme nach wie vor täglich fermentierte Produkte – am liebsten Kimchi oder Kefir – zu mir, genauso wie einen Großteil der bereits in der Kur verwendeten Supplements und Öle. Nicht in erster Linie, weil Henning Sartor und Burkhard Schütz es mir empfohlen haben, sondern weil die Einnahme inzwischen zur Gewohnheit geworden ist und ich merke, dass sie mir guttut. Auf mein Krafttraining zwei bis drei Mal pro Woche möchte ich zwar nicht verzichten, gestalte die Trainingseinheiten aber tendenziell kürzer und achte bewusst auf eine ausreichende Regeneration. Als ich das Henning Sartor gegenüber einmal kurz erwähne, schickt er mir ein Foto, das mich sofort zum Schmunzeln bringt: Es zeigt einen vergnügten alten Mann mit Schirmkappe und Brille, der seine beachtlich muskulösen Oberarme sichtlich stolz im Muskelshirt präsentiert.

Ich googele den in der Bildunterschrift genannten Namen und finde heraus, dass es sich bei dem Fotografierten um den 100-jährigen Andrew Bostinto handelt. Der US-Armee-Veteran und Mentor von Arnold Schwarzenegger hat es erst kürzlich als der offiziell älteste Bodybuilder der Welt ins Guinnessbuch der Rekorde geschafft.[40] Natürlich denke ich sofort: Moment mal, intensives Krafttraining und Langlebigkeit? Das passt so gar nicht zu dem, was ich von Henning Sartor über das optimale Longevity-Training – nämlich regelmäßiges, moderates Ausdauertraining im aeroben Bereich mit nur sehr wenigen Krafteinheiten – gehört habe.

„Das war auch mein erster Gedanke", sagt Henning Sartor schmunzelnd, als ich ihn auf den vermeintlichen Widerspruch anspreche. „Aber offensichtlich hat es Andrew Bostinto geschafft, langfristig eine Trainingsdimension einzuhalten, die seinen Körper nicht chronisch überlastet."

Dass auch ein gesunder Darm zu Bostintos bemerkenswerter sportlicher Leistung beigetragen hat, ist wahrscheinlich. Henning Sartor nutzt die Gelegenheit, um noch einmal zusammenzufassen, was den Darm der 100-Jährigen in erster Linie ausmacht. Eine hohe Diversität der Darmbakterien ist ein wichtiger Faktor, ebenso wie das Vorhandensein von Lactobazillen und Bifidobakterien sowie die Abwesenheit von Toxinen. Ein gesunder Bauch kann sich außerdem täglich ganz von selbst – ohne Pressen beim Stuhlgang – entleeren. Um das zu erreichen, muss der Darm richtig stabilisiert und gepflegt werden. Wer bis ins hohe Alter ein vitales und darmgesundes Leben führen möchte, sollte vor allem darauf achten, viel Fermentiertes und Ballaststoffe zu sich zu nehmen und ausreichend Wasser zu trinken. Regelmäßige moderate Bewegung fördert die mechanische Darmbewegung und den Lymphfluss. Einen weiteren Punkt hebt Henning Sartor noch einmal besonders hervor: „Ein Mensch wird nur dann gesund hundert, wenn er über ein gesundes vegetatives Nervensystem verfügt. Es braucht die Balance zwischen Sympathikus und Parasympathikus, damit der Darm richtig funktionieren kann. Man sollte daher Stress bestmöglich vermeiden und regelmäßig für seelische Tiefentspannung sorgen. Sozial eingebunden zu sein, ist einfach enorm wichtig."

Als Sartor das sagt, höre ich weit entferntes Gelächter und brauche einen Moment, bis ich begreife, dass es Walters Lachen ist, an das ich mich in diesem Moment erinnere. Wenig später kommen weitere Stimmen hinzu und ich sehe eine Gruppe alter Menschen vor mir, die im Garten sitzt, sich austauscht und miteinander scherzt. Vielleicht, denke ich, war das Walters eigentliches Langlebigkeitsgeheimnis – noch vor seinen täglichen Spaziergängen, dem langsamen Essen und dem Sauerkrauttopf im Keller. Im Gegensatz zu vielen anderen alten Menschen war er nicht einsam, sondern hatte Freund:innen und Bekannte, mit denen er sich regelmäßig traf und denen er sich mitteilen konnte.

Einmal mehr wird mir bewusst, wie hochkomplex und individuell das Thema Longevity doch ist. Andrew Bostinto hat die Hundert-Jahres-Marke geknackt, obwohl er jahrzehntelang Kraftsport betrieben hat. Walter wiederum ist scheinbar mühelos hundertfünf geworden – und das auch ohne zahlreiche Supplements einzunehmen oder jemals eine Mikrobiomanalyse gemacht zu haben. Es gibt nun mal kein Patentrezept, keinen universell gültigen, kugelsicheren Fahrplan für ein langes, gesundes Leben. Zwar kann man benennen, welche Faktoren sich potenziell günstig auf die Darmgesundheit und die Langlebigkeit auswirken. Letztlich aber ist jedes Mikrobiom – genauso wie jeder Mensch – einzigartig.

Was mich selbst angeht, so kann ich nicht anders als dankbar zu sein für die spannende Reise, auf die ich mich in den vergangenen Monaten begeben durfte. Ich habe nicht nur theoretisch gelernt, warum das Mikrobiom für unsere Gesundheit so entscheidend ist und wie wir es optimal pflegen können, sondern die positiven Effekte eines toxin- und entzündungsfreien Darms durch die Kur auch sprichwörtlich am eigenen Leib erfahren. Meine Angst, im Alter ebenfalls von den in meiner Familie verbreiteten chronischen Erkrankungen betroffen zu sein, ist zurückgegangen. Schließlich weiß ich jetzt, wie ich mein Erkrankungsrisiko durch einen darmgesunden Lebensstil minimieren kann. Und, fast noch wichtiger: dass sich viele Krankheiten schon frühzeitig anhand spezifischer Muster im Mikrobiom erkennen lassen. Wenn ich mein Mikrobiom also auch in Zukunft regelmäßig untersuchen lasse, stehen die Chancen gut, dass eine beginnende Erkrankung früh entdeckt wird und ich noch rechtzeitig gegensteuern kann.

In Anbetracht dieser neu gewonnenen Erkenntnisse ist es kein Wunder, dass ich auch meinem anstehenden runden Geburtstag sehr viel gelassener entgegenblicke als noch vor ein paar Wochen. Als ich am Geburtstagsmorgen die Küche betrete, steht ein mit Kerzen bestückter Apfelkuchen auf dem Tisch.

„Ich weiß, der ist voller Zucker und wahrscheinlich nicht besonders darmfreundlich“, sagt mein Freund. „Aber ich dachte, vielleicht machst du heute mal eine Ausnahme. Man wird schließlich nicht jeden Tag dreißig.“

Ich muss lachen und frage mich, ob er bei der Auswahl des Kuchens wohl auch an Walter gedacht hat. Kurz stelle ich mir meinen Freund und mich als altes Paar vor, das an Geburtstagen – genau wie Walter und sein Freundeskreis – noch immer irgendwo in der Sonne sitzt und Apfelkuchen isst. Als ich die Kerzen auspuste, erinnere ich mich wieder an die Frage, die mein Freund mir nach Walters Beerdigung gestellt hat: „Wie alt möchtest du eigentlich werden?" Damals hatte ich darauf keine Antwort. Heute aber, nach den vielen Gesprächen mit Burkhard und Henning und all dem, was ich in den letzten Monaten von den beiden gelernt habe, würde ich sagen: „Solange ich gesund bin, mich einigermaßen fit und geliebt fühle: richtig alt. So alt wie möglich."

Silent Intoxication adé

Wissenswertes auf dem Weg zur Longevity

Darmcoaching: Entgiftung und Aufbau

Die vier Säulen der Entgiftung

Die Zellen verjüngen, den Schlaf verbessern, die Vitalität oder die Fruchtbarkeit steigern, Gewichtsverlust beschleunigen, die mentale Gesundheit und das Immunsystem stärken – es gibt viele gute Gründe, die für eine Darmentgiftung sprechen. Doch wie geht man die Entgiftung am besten an? Zunächst einmal, indem man mittels Mikrobiom- und Metabolomanalyse den gesundheitlichen Status Quo ermittelt und auf dessen Basis das individuelle Therapieziel definiert.

Wie dann die Kur gestaltet werden sollte, ist zudem abhängig vom Vitalitätsgrad, der Verdauungsleistung sowie eventuellen Unverträglichkeiten und Vorerkrankungen. Im Wesentlichen werden drei Ziele und Herangehensweisen unterschieden, die zu einer neuen Balance des Darms beitragen: Aufbau von Körpersubstanz bei Untergewicht und Sport, Abbau von Körpergewicht bei zu hohem Körperfettanteil und Reduktion von Vergiftungs- und/oder Entzündungsreizen im Bauch. Abhängig von der Zielsetzung werden anschließend die Kurdauer, das begleitende Trainingsprogramm, die Nahrungsmittelauswahl, die Kalorienzufuhr (hypo- bis hyperkalorisch) und die Substitution festgelegt.

Außerdem stellt sich die Frage, in welchem Setting und in welcher Intensität die Kur durchgeführt werden soll. Auch hier gibt es unterschiedliche Varianten, zwischen denen – je nach Korrekturbedarf, zeitlicher Verfügbarkeit, finanziellem Budget und persönlichen Vorlieben – gewählt werden kann. Wer drei Wochen Zeit hat und bereit ist, sich intensiv der eigenen Darmgesundheit zu widmen, kann sich für eine stationäre F. X.-Mayr-Kur in einem Mayr-Kurzentrum oder einem spezialisierten Gesundheitsresort entscheiden. Eine weniger intensive und kostengünstigere Alternative für grundsätzlich gesunde Menschen bieten Detox- und Fasten-Programme, die selbstständig von zu Hause aus durchgeführt werden können. Zu bedenken ist dabei jedoch, dass solche Konzepte – im Gegensatz zur stationären Kur – weder die medizinische Diagnostik noch eine ärztliche Betreuung umfassen. Trotzdem kann die „Heim-Variante" der Mayr-Kur sowohl präventiv wirksam sein als auch zu einer umfassenden Neubalancierung der eigenen Gesundheit beitragen.

„Für Menschen, die eine Darmentgiftung relativ unkompliziert in den eigenen Alltag integrieren möchten, sind solche eigenständig durchführbaren Programme eine sehr gute Option", sagt Henning Sartor. „In 21 Tagen kann man bereits viel erreichen. Der Fokus der Kur sollte darauf liegen, möglicherweise vorhandene bakterielle Toxine zu eliminieren und ein gesundes Milieu im Bauch zu schaffen."

Sartor empfiehlt, ein bis drei Mal pro Jahr eine Grundreinigung des Darms durchzuführen. Eine klassische stationäre F. X.-Mayr-Kur dauert insgesamt acht Wochen und lässt sich grob in drei Phasen unterteilen: Fasten, Aufbautraining und Erhaltung. Die Phasen zeichnen sich jeweils durch eine unterschiedliche Belastung des Darms mit Nahrung aus. In der einwöchigen Vorbereitungsphase wird unter anderem bereits auf Koffein, Zucker, Nikotin und Alkohol verzichtet, um den Körper auf die Entgiftung vorzubereiten. Danach beginnt die meist dreiwöchige Hauptphase der Kur, in der auch die Darmtoxine entfernt werden. Nach dieser Schonungsphase wird die Nahrungsmenge im Zuge des Darmaufbaus langsam wieder auf das Level der Normalbelastung und Vollwertkost zurückgeführt.

Für jede Fasten- und Regenerationsmethode, die auf F. X. Mayr zurückgeht, gelten zudem vier zentrale Prinzipien, die sogenannten „4 S" – Schonung, Säuberung, Schulung und Substitution –, die nachfolgend im Einzelnen erklärt werden.

1. Schonung

„Damit der Darm wirklich regenerieren kann, müssen wir zunächst einmal den Nachschub stoppen", sagt Henning Sartor und meint dabei die Nahrungszufuhr. Allerdings gibt es auch hier individuelle Unterschiede: Bei einer stationären Mayr-Kur wird vorab besprochen, wie stark und über welchen Zeitraum die Kalorienmenge reduziert werden soll. Untergewichtigen Personen wird auch während der Kur eine iso- oder hyperkalorische Ernährung empfohlen, sodass mindestens so viel Energie über die Nahrung zugeführt wird, wie der Körper tatsächlich benötigt. Bei Sportler:innen mit einer normalerweise hohen Eiweißzufuhr kann eine vorübergehende Low-Protein-Diät sinnvoll sein, um den toxinbildenden Proteobakterien ihre Nahrungsgrundlage zu entziehen.[41] Doch auch für Untergewichtige und sportlich aktive Personen gelten zwei für die Phase der Schonung wichtige Prinzipien: Fasten und Low-Carb. Eine oft gut in den Alltag integrierbare Art der Umsetzung ist zum Beispiel der Verzehr von ein bis zwei kohlenhydratreduzierten, vielfältigen Mahlzeiten in einem Zeitfenster von sechs Stunden und eine Pausierung der Nahrungsaufnahme in den verbleibenden achtzehn Stunden.

Eine Gewichtsabnahme ist nicht das primäre Ziel. Vielmehr handelt es sich um ein ganzheitliches Konzept, bei dem die Bauch- und die Blutgesundheit sowie die Gesundheit der Matrix und der Mitochondrien im Vordergrund stehen. Fasten kann zudem nicht nur die Fettverbrennung anregen, sondern auch den Insulinspiegel und den Blutdruck senken, entzündungshemmende Prozesse fördern und zur Leberentfettung sowie zur Regulation des Immunsystems beitragen.

„Fasten hat zwei wesentliche Effekte, die für die Entgiftung des Körpers essenziell sind“, sagt Henning Sartor. „Zum einen wird die mit Proteobakterien übermäßig besetzte Darmflora durch den Verzicht auf Nahrung ‚ausgehungert‘ und so die Toxinbildung vermindert. Zum anderen wird die Autophagie, die Zellreinigung, angeregt.“

DEEP DIVE: Autophagie

Die Autophagie (aus dem Griechischen: „sich selbst essen“) kann man sich wie ein Zell-Recycling vorstellen. Nach mindestens zwölf- bis sechzehnstündigem Fasten beginnt die Zelle, sich selbst zu reinigen. Alte Zellteile wie beschädigte Mitochondrien oder Proteine werden identifiziert und abgebaut. Diese „Selbstreinigung“ führt dazu, dass die Zelle länger gesund und funktionsfähig bleibt – die Autophagie verlangsamt also den Alterungsprozess. Dieser Anti-Aging-Effekt wird durch eine Aktivierung des Wachstumshormons (Somatotropin oder HGH) beim Fasten noch verstärkt. Das in der Hypophyse produzierte körpereigene „Human Growth Hormone“ unterstützt nicht nur das kindliche Wachstum, sondern verlängert auch im Erwachsenenalter die Lebensdauer von Zellen und fördert Reparaturmechanismen der DNA im Körper. Zudem regt das Hormon den Abbau von Fett und den Aufbau von Muskelmasse an.

Das Fasten schafft eine hervorragende Grundlage für die Darmreinigung, und zwar unabhängig davon, ob die Nahrung im Zuge einer stationären Fastenkur über mehrere Wochen stark reduziert wird oder man Intervall-Fastenformen wie das sogenannte 16:8-Fasten praktiziert, wobei täglich 16 Stunden gefastet wird und 8 Stunden für die Nahrungsaufnahme zur Verfügung stehen.

2. Säuberung

Haben Sie schon einmal versucht, eine vergiftete Pflanze wieder aufzupäppeln? Stellen Sie sich vor, jemand hätte einen halben Liter Diesel in einen Blumentopf geschüttet. Wie würden Sie vorgehen, um die darin wachsende Blume zu retten? Richtig: Die Pflanze muss umgetopft werden. Anstelle einer vergifteten Kloake benötigt die Blume frische Erde, um wieder zu erstarken und zu blühen.

Auf den Darm bezogen bedeutet das, dass eine Säuberung für die Regeneration des Milieus unabdingbar ist. Die im Darm angesammelten Toxine beeinträchtigen ansonsten die Funktion der Zellen und sorgen dafür, dass Nährstoffe nicht richtig aufgenommen werden können.

Doch wie geht man am besten vor, um die vorhandenen Toxine im Darm zu entsorgen? Sowohl in stationären Mayr-Kuren als auch beim Fasten zuhause wird meist Bittersalz (Magnesium-Sulfat) verwendet, das morgens nüchtern eingenommen wird. Alternativ eignen sich Magnesiumcitrat oder das Abführmittel Macrogol.

„Durch diese Substanzen wird kontrolliert künstlicher Durchfall erzeugt und der alte Dreck im Darm entsorgt", sagt Henning Sartor. Während der Inhalt eines gesunden Darms, je nach Körpergröße, Ernährungsweise und Verdauungsfrequenz, zwischen einem und drei Kilogramm wiegt, kann der Darm von Personen mit starker Verstopfung durchaus mehrere Kilogramm Stuhl enthalten.

Doch auch bei normalen Stuhlmengen ist eine Darmreinigung notwendig, wenn das Verhältnis zwischen Proteo- und Actinobakterien in eine Schieflage geraten ist. Man kann sich den toxinbelasteten Darm in diesem Kontext wie ein Kino vorstellen, in dem ein Großteil der Sitzplätze von Proteobakterien belegt ist. Möchte man daran etwas ändern, muss man den Saal zunächst leeren (also: säubern) und anschließend aktiv dafür sorgen, dass Actinobakterien statt Proteobakterien die freien Plätze füllen.

3. Schulung

In der sogenannten zivilisierten Welt haben sich viele Menschen weit von einer natürlichen, gesunden Lebensweise entfernt. Diese „Denaturierung“ betrifft auch das Essverhalten. Die Schulung einer gesunden Ess- und Lebensweise ist daher ein wichtiger Bestandteil jeder F. X.-Mayr-Therapie. In der klassischen Variante der Kur wird ein Kautrainer, meist ein altbackenes, etwa drei Tage altes Brötchen, verwendet. Dieses Kautrainer-Brötchen sollte idealerweise glutenarm sein – in Frage kommen daher vor allem Mehlsorten wie Buchweizen, Reis, Mais, Hirse, Amaranth, Teff oder Kartoffel. Durch die zähe Konsistenz muss das Brötchen länger gekaut werden. So lernen Patient:innen das gründliche Kauen und Einspeicheln der Nahrung, das so essenziell ist, um einer Fehlverdauung vorzubeugen. Sich auf die Nahrungsaufnahme zu konzentrieren und sich Zeit für das Essen zu nehmen, ist für viele Menschen, die zum ersten Mal eine F. X.-Mayr-Kur durchführen, zunächst gewöhnungsbedürftig. Dabei ist es gerade das bewusste Erleben der Mahlzeit mit allen Sinnen, das wesentlich zu unserer Darmgesundheit und zu unserem allgemeinen Wohlbefinden beiträgt. Wer langsam isst, lernt, das natürliche Sättigungsgefühl wieder zu spüren, das normalerweise etwa 20 Minuten nach Beginn des Essens einsetzt.

Während des langsamen Essens füllt sich der Magen, die Magensäure wird neutralisiert und der Blutzuckerspiegel steigt sehr langsam und nur geringfügig an, sodass sich das Sättigungsgefühl noch während der Mahlzeit bemerkbar macht. Gerade für Menschen, die zum Überessen neigen oder übergewichtig sind, kann die Kauschulung nach F. X. Mayr daher hilfreich sein.

Zum „Wie“ der Nahrungsaufnahme zählt neben reduzierter Geschwindigkeit auch die Gründlichkeit des Kauvorgangs. Wir erinnern uns an den Leitsatz von Hippokrates: „Festes sollst du trinken, Flüssiges sollst du kauen.“

Feste Speisen sollten idealerweise bis zum Zustand der Verflüssigung gekaut, flüssige Speisen wie Suppen vor dem Schlucken immer gründlich eingespeichelt werden. In den F. X.-Mayr-Kuren wird sogar Tee gelöffelt. Indem man den Basen- oder Kräutertee nicht einfach trinkt, sondern ihn Schluck für Schluck löffelt, entschleunigt man nicht nur, sondern regt durch das Einspeicheln auch die Verdauungssäfte an und kontrolliert den eigenen Appetit.

„Es ist erstaunlich“, sagt Henning Sartor. „Die meisten Patienten fühlen sich nach dem Tee-Löffeln in der Mayr-Kur tatsächlich satt.“

Nachfolgend noch einige praktische Hinweise und Tipps für die Kauschulung nach F.X. Mayr: Mindestens dreißig Minuten vor einer Mahlzeit sollte nichts mehr getrunken werden, da Wasser die Verdauungssäfte verdünnt. Aus demselben Grund sollte man auch während und unmittelbar nach dem Essen auf das Trinken verzichten. Achten Sie darauf, in einem möglichst entspannten Zustand zu essen. Bei Stress wird der Sympathikus aktiviert und die Verdauungsleistung heruntergeregelt. Nehmen Sie den ersten Bissen – des Kautrainers oder der Mahlzeit – in den Mund, schließen Sie die Lippen und legen Sie das Besteck beiseite. Generell ist es sinnvoll, das Besteck immer dann abzulegen, wenn es gerade nicht benötigt wird. So können Sie das konzentrierte, langsame Kauen am besten trainieren. Bevor Sie mit dem mechanischen

Zerkleinern der Nahrung beginnen, sollten Sie bei geschlossenem Mund einige Sekunden daran saugen – wie ein Baby an der Mutterbrust. Da die Speicheldrüsen unterdrucksensibel sind, fließt so Mundspeichel in den Mundraum. Kauen Sie die mit Speichel vermischte Nahrung anschließend so lange, bis keine festen Bestandteile mehr im Mund spürbar sind. Die Zahl der Bissen ist nicht entscheidend – es kommt auf das Endergebnis an. Ist die Nahrung verflüssigt und die Vorverdauung im Mund somit beendet, darf geschluckt werden.

Nach der Mahlzeit sollte sich der Bauch entspannt gefüllt anfühlen. Ein anhaltendes Völlegefühl oder Sodbrennen sind Anzeichen dafür, dass die Mahlzeit zu groß war.

4. Substitution

Aufgrund unseres (denaturierten) Lebensstils ist es in vielen Fällen erforderlich, bestimmte Vitalstoffe zu substituieren, um eine Homöostase – ein Gleichgewicht innerhalb des Körpers – zu erreichen. Die meisten Menschen in der westlichen Welt leiden an einem Mangel an Basen, Mineralstoffen und Vitaminen, der unter anderem durch schlechte Essgewohnheiten, Stress oder Umwelttoxine bedingt sein kann. Dabei ist allerdings zu beachten, dass die Substitution keine gesunde und ausgewogene Ernährung ersetzt. Es heißt schließlich nicht umsonst Nahrungs*ergänzung*.

„Die beste Nahrungsergänzung bringt nichts, wenn die Basis der Ernährung nicht stimmt", sagt Henning Sartor. „Man würde ja auch nicht anfangen, Risse in der Fassade eines Hauses auszubessern, solange das Fundament noch nicht stabil steht."

Generell gilt bei der Supplementierung: Erst messen, dann ausgleichen. Ein Blutbild oder Nährstoffcheck bei der Ärztin oder beim Heilpraktiker gibt Aufschluss darüber, wo ein Mangel besteht. Allerdings sind einige Vitalstoffmängel so weit verbreitet, dass eine gezielte Ergänzung häufig sinnvoll erscheint. Das ist unter anderem beim Vitamin D der Fall, das laut Henning Sartor in einer Dosis von 4.000 bis 10.000 IE pro Tag (je nach Körpergewicht) supplementiert werden sollte. Es bietet sich an, Vitamin K2 zu ergänzen, damit das Vitamin D seine volle Wirkung entfalten kann.

Auch Vitamin C zählt zu den kritischen Vitaminen, von denen hierzulande fast jede Person zu wenig aufnimmt. Eine Dosis von 1.000 bis 2.000 Milligramm Vitamin C in der gut verträglichen und resorbierbaren Form von Ester-C mit Flavonoiden wird von Henning Sartor empfohlen.

Omega-3-Fettsäuren lassen sich in den meisten Fällen ebenfalls problemlos – auch ohne vorherige Messung – ergänzen. Eine Tagesdosis von 2.000 Milligramm der bereits erwähnten marinen Omega-3-Fettsäuren EPA + DHA sowie ein bis zwei Esslöffel Leinöl haben sich hier bewährt. Dies ist selbstverständlich nur eine kleine Auswahl an möglichen und notwendigen Nahrungsergänzungen.

„Die beste Nahrungsergänzung bringt nichts, wenn die Basis der Ernährung nicht stimmt."

Henning Sartor

Die Palette der relevanten Vital- und Mineralstoffe ist so groß, dass sie an dieser Stelle nicht umfassend besprochen werden kann. Weitere relevante Substanzen werden im Kapitel „Praxisfälle“ ab S. 182 vorgestellt. Wer sich für das Thema interessiert, kann sein Wissen durch Bücher oder fachliche Aus- und Weiterbildungen im Bereich der orthomolekularen Medizin vertiefen.

21-Tage-Plan für Zellerneuerung, Darmgesundheit und Longevity

Sind Sie bereit, bakterielle Gifte aus Ihrem Darm zu entfernen, ein gesundes Milieu zu schaffen und Entzündungen zu verringern, die die Hauptursache vieler chronischer Krankheiten sind? Mit dem hier vorgestellten 21-Tage-Plan können Sie nicht nur die Zellerneuerung des Körpers anregen und Ihre Chancen auf ein langes, gesundes Leben erhöhen. Viele Menschen, die eine ähnliche Darmkur hinter sich haben, berichten zudem von mehr Energie und geistigem Wohlbefinden, einer erhöhten Schlafqualität, Verbesserungen von Haut und Haaren, einer gesteigerten kognitiven Leistungsfähigkeit sowie einem nachhaltigen Gewichtsverlust.

Da eine Entgiftung auf zellulärer Ebene mindestens 21 Tage erfordert, ist die Kur auf drei Wochen angelegt. Beginnen Sie das Programm in einem möglichst stressfreien Zeitraum, da Stress die Toxinausleitung behindern und sichtbare Ergebnisse beeinträchtigen kann. Vor allem die ersten drei Tage sind herausfordernd und werden nicht selten von leichten Kopfschmerzen, Müdigkeit oder Hautproblemen begleitet. Diese Symptome sind ganz normale Entgiftungserscheinungen, die wieder verschwinden, sobald Ihr Körper sich an die neue Situation gewöhnt hat. Darüber hinaus kann es hilfreich sein, vor der Kur alles, von dem Sie wissen, dass es Ihnen nicht guttut, aus Ihrer Umgebung zu entfernen. Verbannen Sie Junk-Food und hochverarbeitete Lebensmittel sowie Alkohol aus Ihrem Zuhause und machen Sie Platz für frische, biologische und unverarbeitete Lebensmittel.

Für eine effektive Reinigung und metabolische Neuausrichtung bedarf es zudem einiger Nahrungsergänzungen, die Sie im Vorfeld der Darmkur besorgen sollten. Sie können sich für die maßgeschneiderten Produkte aus dem *Upgraders®*-Programm entscheiden *(siehe QR-Code unten)* oder alternative Präparate auswählen. Um die natürlichen Entgiftungsprozesse Ihres Körpers optimal zu fördern, benötigen Sie:

- Magnesiumcitrat-Pulver
- Basenpulver oder -kapseln
- Pflanzliche Bitterstoffe & Verdauungsenzyme
- Multivitamin-Komplex (B-Komplex, Vitamin C, A, D, K, E)
- Präbiotikum & Probiotikum
- Papierstreifen zur Feststellung des pH-Werts

Im nachfolgenden Leitfaden, der auf der *Upgraders®*-Methode basiert, finden Sie eine detaillierte Anleitung und Beschreibung des idealen Tagesablaufs während der Darmkur. Die Detox-Lebensmittelempfehlungen sowie die Übersicht säure- und basenbildender Lebensmittel erleichtern Ihnen die Nahrungsmittelauswahl. Viele Rezeptinspirationen für Frühstück, Mittag- und Abendessen während und nach der Entgiftung finden Sie ebenfalls in der *Upgraders®*-Broschüre.

Die tägliche Routine: Der 21-Tage-Leitfaden

Zeit	Aufgabe	Bemerkungen
Erwachen	Messen Sie den pH-Wert des ersten Morgen-Speichels (vor dem Frühstück und Zähneputzen) mit pH-Papierstreifen.	Messen Sie den pH-Wert zu Beginn und am Ende des Programms.
	Lösen Sie ca. 2 gehäufte Esslöffel (bis zu 4, wenn erforderlich) Magnesiumcitrat in einem Glas warmem Wasser (200 ml). Langsam trinken.	Magnesiumcitrat unterstützt die Entgiftung, indem es den Darm und die Leber reinigt. Gewünschte Stuhlkonsistenz: - Woche 1: flüssiger/cremiger Stuhl 1–3 Mal pro Tag - Woche 2: breiiger Stuhl 1–3 Mal pro Tag - Woche 3: sehr weicher wurstartig geformter Stuhlgang 1–2 Mal pro Tag **Tipp:** Aktivieren Sie Ihr Verdauungssystem mit einer kurzen Dehnung oder einem Spaziergang von ca. 20 Minuten nach der Einnahme von Magnesiumcitrat und vor dem Frühstück.
Frühstück 7–9 Uhr	Nehmen Sie kurz vor dem Frühstück den Multivitamin-Komplex und Bitterstoffe & Verdauungsenzyme mit Wasser ein. Zusätzlich 1 Teelöffel Leinöl.	**Wichtig!** Achten Sie auf langsames Kauen und Einspeicheln. Pausieren Sie die Nahrungszufuhr für 5 Stunden zwischen den Mahlzeiten. Der Multivitamin-Komplex hilft, Ernährungsmängel zu beseitigen. Bitterstoffe und Verdauungsenzyme unterstützen die Verdauung und kurbeln den Stoffwechsel an. Leinöl wirkt entzündungshemmend.
10–11 Uhr	1 Teelöffel Basenpulver in einem Glas warmem Wasser auflösen und langsam trinken. Alternativ 2 Basenkapseln mit Wasser einnehmen.	**Wichtig!** Nehmen Sie Basenpulver auf nüchternen Magen zwischen den Mahlzeiten ein, vorzugsweise 1 Stunde vor dem Essen oder mindestens 2 Stunden nach der Mahlzeit.

Zeit	Aufgabe	Bemerkungen
Mittagessen 12–14 Uhr	Nehmen Sie kurz vor dem Mittagessen den Multivitamin-Komplex und Bitterstoffe & Verdauungsenzyme mit Wasser ein.	**Tipp:** Aktivieren Sie Ihren Stoffwechsel nach dem Mittagessen mit einer 5-minütigen Pause, gefolgt von einem ruhigen, ca. 20-minütigen Spaziergang oder einem moderaten Training. Für die besten Ergebnisse können Sie den Multivitamin-Komplex und Bitterstoffe & Verdauungsenzyme auch nach der Kur für 6–12 Monate verwenden.
Abendessen 17–19 Uhr	Kurz vor dem Abendessen (oder unabhängig davon abends, wenn Sie das Abendessen auslassen) nehmen Sie Präbiotika & Probiotika mit Wasser ein. Zusätzlich 1 Teelöffel Leinöl. **Intervallfasten:** Beginnen Sie, indem Sie an den ersten 3 Abenden des Programms das Abendessen auslassen, und fahren Sie damit in den nächsten 18 Tagen mit 3 Abenden pro Woche fort. Danach streben Sie 2 oder mehr Abende pro Woche an.	Prä- und Probiotika unterstützen die Balance des Darmmikrobioms und die Verdauung. Intervallfasten (mindestens 16 Stunden ohne Nahrung) aktiviert die Autophagie der Zellen und ist eine großartige Methode zur Verlangsamung des Alterungsprozesses. Wenn Sie eine Mahlzeit auslassen, ist es besser, das Abendessen anstelle des Frühstücks zu überspringen. So ist Ihr Magen über Nacht leer, was eine Produktion des menschlichen Wachstumshormons (HGH) und körperliche Reparaturarbeiten ermöglicht. **Tipp:** Um Hungergefühle und Heißhunger zu beruhigen, können Sie abends Flüssigkeiten wie Gemüsebrühe oder Tee löffeln und einspeicheln, anstatt sie zu trinken. Das kann helfen, sich schneller gesättigt zu fühlen.
20–21 Uhr	1 Teelöffel Basenpulver in einem Glas warmem Wasser auflösen und langsam trinken. Alternativ 3 Basenkapseln mit Wasser einnehmen.	Basenpulver oder -kapseln auf nüchternen Magen einnehmen. Unterstützt die Leberregeneration in der Nacht.

Zeit	Aufgabe	Bemerkungen
Einschlafen ca. 22 Uhr	Gehen Sie spätestens um 22 Uhr Uhr schlafen.	Regelmäßiges frühes Zubettgehen (vor Mitternacht) ist entscheidend für den Tiefschlaf. Vermeiden Sie es, am Abend das vegetative Nervensystem zu belasten, da dies den nächtlichen Regenerationsprozess negativ beeinflussen kann. Meiden Sie daher abends langes Fernsehen, Smartphones, Laptoparbeit sowie helles und blaues Licht. **Tipp:** Meditation am Abend schenkt Ruhe und fördert die emotionale und körperliche Gesundheit. Es gibt zahlreiche Meditations-Apps und YouTube-Videos (z. B. zu Transzendentaler Meditation), die Sie unterstützend nutzen können.

Detox-Lebensmittelempfehlungen

Detox-Prinzipien	Entgiftung **Woche 1** Monotonie	Entgiftung **Woche 2** Monotonie	Entgiftung **Woche 3** Monotonie	**Nach 21 Tagen** Vielfalt
Die Hauptregel besteht darin, ausgewogene Mahlzeiten mit 70 % basenbildenden und 30 % säurebildenden Zutaten zuzubereiten. Verwenden Sie außerdem hochwertige, biologische und saisonale Lebensmittel sowie schonende Kochmethoden, um alle Nährstoffe bestmöglich zu erhalten.				
Vegan	Vegan	Fügen Sie Eier von freilaufenden Hühnern hinzu, die eine vielseitige Mischung aus Protein, Fetten und Kohlenhydraten enthalten.		
Keine Kuhmilchprodukte (ca. 70 % der Menschen leiden an Laktoseintoleranz)	Verwenden Sie Hafer-, Mandel-, Kokos-, Reis-, Soja-, Schaf- oder Ziegenmilchprodukte als Ersatz.			+ Kuhmilch: Quark

Detox-Prinzipien	Entgiftung **Woche 1** Monotonie	Entgiftung **Woche 2** Monotonie	Entgiftung **Woche 3** Monotonie	**Nach 21 Tagen** Vielfalt
Glutenfrei	Verwenden Sie glutenfreie Haferflocken, Hirse, Buchweizen, Quinoa, Reis, Mais, Amaranth.		+ Dinkel	+ Roggen + Hartweizen
Keine Rohkost außer Kräuter und Sprossen (kein Obst, Salat, Gemüse, Rohsäfte oder Smoothies)	Verwenden Sie kleine Mengen Kräuter und Sprossen als Toppings für Ihre Mahlzeiten.		Führen Sie langsam saisonale Rohkost ein.	
Fermentiertes Gemüse	**Kein** fermentiertes Gemüse		Fügen Sie unpasteurisiertes Sauerkraut oder Sauerkrautsaft hinzu und erhöhen Sie die Menge im Laufe der Zeit.	
Keine koffeinhaltigen Getränke	**Ausnahme:** Trinken Sie morgens einen ungesüßten Espresso, um Kopfschmerzen zu lindern oder niedrigen Blutdruck auszugleichen.			Max. 2 Espressi
Kein Alkohol / kein Nikotin	Kein Alkohol / kein Nikotin			Weniger konsumieren
Kein Zucker	Mandelmus	Ein wenig (bis 1 g) Honig oder dunkle Schokolade (80 %), vorzugsweise morgens oder direkt nach dem Mittagessen		
Keine Nüsse	Verwenden Sie Chiasamen, Leinsamen, Sonnenblumen- und Kürbiskerne.		+ Mandeln	+ alle Nüsse
Leinöl hinzufügen	Jeweils 1 Teelöffel zum Frühstück, Mittagessen und Abendessen			2 Teelöffel pro Tag

Übersicht basen- und säurebildender Lebensmittel

Im Stoffwechsel basenbildende (elektronenspendende) Lebensmittel können bedenkenlos gegessen werden! Sie sollten zu einem möglichst hohen Anteil in der täglichen Ernährung vorkommen.

Gemüse (möglichst fermentiert)	Auberginen, Basilikum, Blätterkohl, Blumenkohl, Brokkoli, Brunnenkresse, Chili, Dicke Bohnen, Endivie, Erbsen, Grüne Bohnen, Grünkohl, Gurken, Karotten, Kelp, Knoblauch, Kohl, Kopfsalat, Koriander, Kürbis, Löwenzahn, Mangold, Neue Kartoffeln, Paprika, Petersilie, Radieschen, Rosenkohl, Rote Beete, Schnittlauch, Schnurbohnen, Sellerie, Spargel, Spinat, Stangenbohnen, Süßkartoffeln, Wakame, Zucchini, Zuckerschoten, Zwiebel
Früchte	Avocado, frische Kokosnuss, Grapefruit, Limette, Tomate, Zitrone
Getreide und Hülsenfrüchte	Amaranth, Buchweizen, Chia/Salba, Dinkel, Hirse, Kamut, Lima-Bohnen, Linsen, Marinebohnen, Mungbohnen, Pintobohnen, Quinoa, Rote Bohnen, Sojabohnen, Vollkornreis, Weiße Bohnen
Gräser	Gerstengras, Hafergras (junge, grüne Halme), Weizengras
Nüsse und Samen	Kokosnuss, Kürbiskerne, Leinsamen, Mandeln, Sesamsamen, Sonnenblumenkerne
Öle	Avocadoöl, Kokosöl, Leinöl, Olivenöl
Brote	glutenfreie und hefefreie Brote und Wraps, Keimbrot, Keimwraps
Sprossen	Ackerbohnen-, Amaranth-, Bockshornklee-, Brokkoli-, Dinkel-, Kamut-, Mungbohnen-, Quinoa-, Radieschen-, Sojasprossen
Weiteres	Alkalisches Wasser (Mineralwasser mit pH-Wert >7), Kräutertee, Tofu, Ziegen- und Mandelmilch

Im Stoffwechsel säurebildende (ein Elektronendefizit hinterlassende) Lebensmittel und Getränke sollten vermieden werden oder höchstens 30 Prozent der Ernährung ausmachen.

Fleisch	Austern, Corned Beef (gepökeltes Rindfleisch), Fisch, Garnelen, Hirschfleisch, Hummer, Innereien, Jakobsmuscheln, Kalbfleisch, Kaninchen, Lamm, Meeresfrüchte, Muscheln, Rindfleisch, Schweinefleisch, Speck, Thunfisch, Truthahn, Wurst
Früchte (wenn unreif geerntet oder lange gelagert)	Ananas, Apfel, Aprikose, Birne, Cantaloupe-Melone, Datteln, Erdbeeren, Himbeeren, Honigmelone, Johannisbeeren, Mango, Orange, Pfirsich, Pflaume, Preiselbeeren, Rosinen, Stachelbeeren, Trauben
Getränke	Alkohol, aromatisiertes Wasser, Cola, Energydrinks, koffeinfreie Getränke, kohlensäurehaltiges Wasser, Leitungswasser, Milch, pasteurisierter Saft, Sportgetränke
Nüsse und Kerne	Cashewkerne, Erdnüsse, Haselnüsse, Kastanien, Macadamianüsse, Paranüsse, Pekankerne, Pistazien, Walnüsse
Süßstoffe	Ahornsirup, Fruktose, Honig, Johannisbrot, künstliche Süßstoffe, Maissirup, Saccharin, Saccharose, Sucralose, verarbeiteter Zucker
Milchprodukte und Eier	Butter, Eier, Eiscreme, Hüttenkäse, Joghurt, Käse, Milch, Molke, Schmand
Soßen	Mayonnaise, Senf, Sojasoße, Tabasco, Tamari, Wasabi
Öle	erhitztes Öl, festes Öl (Margarine); Öl, das Hitze, Luft oder Licht ausgesetzt war
Weiteres	Chips, Kekse, Pasta, Reis, Schokolade, Süßigkeiten, Weißbrot

Nach der Kur: Die neue Balance

Wenn die dreiwöchige Interventionsphase der Darmkur endet, sind viele Patient:innen sowohl erleichtert als auch ein wenig verunsichert. Denn das Projekt „gesunder Darm" ist mit der Fasten- und Schonungsphase noch lange nicht abgeschlossen – im Gegenteil.

„Die Phase zwischen dem Abschluss der Kur und dem Übergang in eine modifizierte Normalität ist erfahrungsgemäß die schwierigste", sagt Henning Sartor.

Durch das Fasten wird die Darmoberfläche kleiner und auch viele Drüsen wie die Bauchspeicheldrüse sind auf „Schongang" eingestellt. Es ist daher wichtig, dem Organismus ausreichend Zeit für die Umstellung zu geben. Anstatt die Nahrungsmenge und -auswahl von heute auf morgen wieder auf 100 Prozent hochzufahren, ist es sinnvoll, dies progressiv zu tun, indem man beispielsweise die Bittersalzdosis langsam reduziert und durch den Verzehr von fermentiertem Gemüse ersetzt. In der Phase des Darmaufbaus geht es vor allem darum, den durch die Kur erreichten Zustand – idealerweise: ein toxinfreier Darm ohne Fehlverdauung– noch weiter aufzubauen und zu stabilisieren. Das Ziel ist eine gesunde Mikrobiota-Balance – ein gesundes Verhältnis zwischen proteolytischen Bakterien und Actinobacteria bei einer gleichzeitig hohen Diversität. Um dies zu erreichen, ist in der Regel eine dauerhafte Neuorientierung in der Ernährungs- und Lebensweise notwendig.

Fällt man direkt nach der Kur in alte, schädliche Gewohnheiten zurück, kann es schnell passieren, dass sich erneut vor allem Proteobakterien ausbreiten und neue

Gifte produzieren. Die Chance, dass sich stattdessen viele der erwünschten Keime im Darm ansiedeln, ist dann besonders hoch, wenn das Milieu sauer ist (pH 6,0) und man in angemessenen Mengen das zu sich nimmt, was die Actinobakterien benötigen. Das sind vor allem: High-Fiber- und High-Fermented-Foods, also viele ballaststoffreiche Lebensmittel (z. B. Gerste, Kichererbsen, Edamame, Linsen, Quinoa, Erbsen) und fermentierte Lebensmittel (z. B. Sauerkraut, Kimchi, Kefir).

Die Menge der fermentierten Lebensmittel sollte nach der Darmreinigung schrittweise auf 100 bis 500 Gramm pro Tag gesteigert werden. Dabei ist es ratsam, Fermentiertes und auch Rohkost nicht abends, sondern immer vor 16 Uhr zu genießen, um Gärungen und Blähungen während der Nachtruhe zu vermeiden.

Bei der Lebensmittelauswahl gilt: Vielfalt ist alles. „Die Mikrobiota-Diversität folgt der Nahrungsdiversität“, sagt Henning Sartor. „Diesen wichtigen Lehrsatz zu beherzigen bedeutet, möglichst viele verschiedene Lebensmittel auf den Teller zu packen, damit selbst die kleinsten Bakteriengruppen im Darm gefüttert werden.“

Um eine große Bandbreite unterschiedlicher Nährstoffe aufzunehmen, kann es hilfreich sein, Superfood-,

> *„Die Phase zwischen dem Abschluss der Kur und dem Übergang in eine modifizierte Normalität ist erfahrungsgemäß die schwierigste.“*
>
> Henning Sartor

Kräuter- und Gewürzmischungen zu verwenden. Die konsumierten Lebensmittel sollten idealerweise aus lokalem Anbau stammen und natürlich, saisonal und nährstoffreich sein.

Sonnengereifte Inhaltsstoffe haben aufgrund ihres hohen Gehalts an Biophotonen und energiereichen Elektronen einen positiven Einfluss auf die Zellerneuerung, die Regeneration und den Fettabbau. Wenn wir pflanzliche Nahrungsmittel möglichst frisch zu uns nehmen, geben sie die Photonen und Elektronen an uns ab. Diese elektronenspendenden Nahrungsmittel wirken im Körper basenbildend. Die Pflanzenstoffe wirken zudem antioxidativ, indem sie freie Sauerstoffradikale bekämpfen, die bei oxidativem Stress vermehrt vorhanden sind. Von oxidativem Stress spricht man, wenn ein Überschuss an freien Radikalen (= Elektronenmangel) im Körper vorliegt. Säurebildende Nahrungsmittel sind hingegen solche, die am Ende des Stoffwechsels ein Elektronendefizit hinterlassen. Dabei kommt es nicht darauf an, ob sie selbst beim Essen sauer schmecken. Eine Ernährung, die zu 70 Prozent basisch und zu maximal 30 Prozent sauer ist, gilt als optimal, um einen gesunden Säure-Basen-Haushalt zu unterstützen (eine Übersicht basischer und säuernder Lebensmittel gibt es auf S. 236 f.). Gemieden werden sollten „Mineralräuber“ wie Weißmehlprodukte, Zucker, zu viel Kaffee oder süße Snacks. Zucker ist außerdem das bevorzugte Futter vieler Proteobakterien und nach der Darmreinigung auf ein absolutes Minimum zu begrenzen.

Weil Alkohol das Gewichtsmanagement erschweren und die Gesundheit im Allgemeinen belasten kann, ist es empfehlenswert, ganz darauf zu verzichten oder den

Konsum auf ein Glas Rotwein (0,2 Liter) oder Bier (0,5 Liter) an maximal drei Abenden pro Woche zu reduzieren. Ein Glas Alkohol kann den Fettstoffwechsel für viele Stunden – teilweise bis zu einem Tag – bremsen und begünstigt eine Gewichtszunahme.

Wasser sollte hingegen reichlich und über den Tag verteilt getrunken werden – am besten zwei Drittel der täglichen Aufnahme am Morgen und ein Drittel am Nachmittag. Morgens bietet es sich an, zuerst warmes Wasser oder Tee zu trinken, was das gesamte Verdauungssystem und die Nieren aktiviert. Zwei bis drei Liter hochwertiges, nicht kohlensäurehaltiges Quellwasser, koffeinfreie Kräutertees oder Gemüsebrühe pro Tag sind ideal. Bei Sport, Hitze oder körperlicher Anstrengung steigt der Flüssigkeitsbedarf entsprechend.

Das geschulte langsame Essen und richtige Kauen sowie das wöchentliche Intervallfasten sollten auch nach der Kur beibehalten werden. Wer täglich 16 Stunden fastet und zusätzlich an zwei Abenden pro Woche das Abendessen auslässt, aktiviert die Autophagie der Zellen und kann von zahlreichen Anti-Aging-Vorteilen profitieren (S. 224).

Auch eine angemessene Supplementierung ist weiterhin empfehlenswert. Aufgrund von nährstoffarmen Böden empfiehlt es sich für die meisten in Europa lebenden Menschen, neben einem umfassenden Multivitamin- und Multimineralpräparat auch Vitamin D mit K2, Präbiotika, Probiotika, Bitterstoffe zur Anregung von Enzymen, Omega-3-Fettsäuren (2.000 Milligramm EPA/DHA) und Leinöl (täglich zwei Teelöffel) einzunehmen. Um die Absorption zu verbessern, sind pflanzliche Nahrungsergänzungsmittel zu bevorzugen.

Ein zentraler Baustein für langfristige Gesundheit und Longevity ist zudem regelmäßige und moderate körperliche Aktivität. Bereits kleine Veränderungen können dazu beitragen, mehr Bewegung in den Alltag zu integrieren.

Zu den am leichtesten umsetzbaren Tipps zählt, im Gehen zu telefonieren, an einem höhenverstellbaren Schreibtisch zu arbeiten, die Treppen anstelle des Aufzugs zu nehmen oder bei der Fahrt in öffentlichen Verkehrsmitteln eine Station früher auszusteigen und den Rest des Weges zu Fuß zu gehen. Bei dreißig- bis vierzigminütigem Gehen werden durchschnittlich drei- bis viertausend Schritte zurückgelegt. Da die meisten Menschen an einem normalen Tag natürlicherweise drei- bis sechstausend Schritte durch alltägliche Aktivitäten zurücklegen, kann ein zusätzlicher bewusster Spaziergang dabei helfen, die empfohlenen sieben- bis zehntausend täglichen Schritte zu erreichen.

Für eine verbesserte Gesundheit ist es außerdem ratsam, an mindestens drei Tagen pro Woche jeweils sechzig Minuten zu trainieren, wobei die sportliche Betätigung zu 90 Prozent aus Ausdauertraining und zu 10 Prozent aus Krafttraining oder hochintensivem Intervalltraining (HIIT) bestehen sollte. Ein geeigneter sechzig-

„Nun ist das Terrain vorbereitet für neue ‚Siedler'. Die Frage ist nur: Wer siedelt sich an?"

Henning Sartor

minütiger Trainingsplan könnte folgendermaßen aussehen:

Dauer	Herzfrequenz (Schläge pro Minute)
15 Minuten	Ruhepuls + 20
5 Minuten	Pause mit Dehnungen
15 Minuten	Ruhepuls + 25
5 Minuten	Pause mit Dehnungen
15 Minuten	Ruhepuls + 30
5 Minuten	Pause mit Dehnungen

Der Ruhepuls ist die Anzahl der Herzschläge pro Minute im Ruhezustand. Es bietet sich an, den Puls in regelmäßigen Abständen, am besten morgens nach einer erholsamen Nacht, zu messen und die Fortschritte zu verfolgen.

Qualitativ hochwertiger Schlaf ist eine weitere wichtige Voraussetzung für Erholung und Verjüngung. Eine Schlafdauer von sieben bis neun Stunden ist unter anderem für den Stoffwechsel, die Immunfunktion, das Gedächtnis, die Lernfähigkeit und die Reduktion mentaler Erschöpfung entscheidend. Im Schlaf finden zahlreiche Zellreparatur- und Regenerationsprozesse statt, die jedoch gestört werden, wenn der Stresspegel während des Schlafens zu hoch ist. So entsteht nicht selten ein Teufelskreis: Stress stört den Schlaf, was zu Schlafmangel führt, der wiederum den Stresspegel erhöht. Der Körper benötigt eine erhebliche Zeit, um sich von zu wenig Schlaf zu erholen. Anhaltendender Schlafentzug (weniger als fünf bis sechs Stunden pro Nacht) zieht oft Probleme und Krankheiten wie Konzentrations-, Motivations- und Kreativitätsmangel, emotionale Störungen, Unzufriedenheit und Herz-Kreislauf-Erkrankungen nach sich. Zu den häufigen Folgen zählen zudem Übergewicht und Heißhunger, da Schlafmangel zu einem Ungleichgewicht der Hunger- und Sättigungshormone Leptin und Ghrelin führen kann. Um Schlafstörungen zu vermeiden und einen erholsamen Schlaf zu unterstützen, lohnt es sich, einige Richtlinien zu beachten: Wenn möglich, sollte die Schlafenszeit – auch am Wochenende – konstant bleiben und an den individuellen zirkadianen Rhythmus angepasst werden. Die optimale Schlafumgebung ist dunkel, ruhig und kühl (ideal sind etwa 18 °C). Entspannende Aktivitäten wie Musikhören, Lesen, ein warmes Bad oder achtsame Meditation können dabei helfen, am Abend zur Ruhe zu kommen. Blaues Licht von elektronischen Geräten, zu spätes Essen oder abendlicher intensiver Sport, der Konsum koffeinhaltiger Getränke nach 14 Uhr oder Alkohol vor dem Schlafengehen sollten hingegen gemieden werden.

VERWEISE

[1] https://www.destatis.de/DE/Themen/Gesellschaft-Umwelt/Bevoelkerung/Sterbefaelle-Lebenserwartung/sterbetafel.html

[2] https://www.handelsblatt.com/meinung/gastbeitraege/gastkommentar-expertenrat-warum-ein-langes-leben-kein-gesundes-leben-sein-muss/27844432.html

[3] Porst M, Lippe EV, Leddin J, Anton A, Wengler A, Breitkreuz J, Schüssel K, Brückner G, Schröder H, Gruhl H, Plaß D, Barnes B, Busch MA, Haller S, Hapke U, Neuhauser H, Reitzle L, Scheidt-Nave C, Schlotmann A, Steppuhn H, Thom J, Ziese T, Rommel A. The Burden of Disease in Germany at the National and Regional Level. Dtsch Arztebl Int. 2022 Nov 18; 119(46): 785–792. doi: 10.3238/arztebl.m2022.0314. PMID: 36350160; PMCID: PMC9902892. https://pmc.ncbi.nlm.nih.gov/articles/PMC9902892/.

[4] https://www.healthsystemtracker.org/indicator/health-well-being/disability-adjusted-life-years/.

[5] Herskind AM, McGue M, Holm NV, Sørensen TI, Harvald B, Vaupel JW. The heritability of human longevity: a population-based study of 2872 Danish twin pairs born 1870-1900. Hum Genet. 1996 Mar. https://pubmed.ncbi.nlm.nih.gov/8786073/.

[6] De Benedictis G, Franceschi C. The unusual genetics of human longevity. Sci Aging Knowledge Environ. 2006 Jun 28. https://pubmed.ncbi.nlm.nih.gov/16807484/.

[7] https://www.netflix.com/de/title/81757532

[8] https://www.bluezones.com/wp-content/uploads/2015/01/Nat_Geo_LongevityF.pdf

[9] Nguyen XT, Li Y, Wang DD, Whitbourne SB, Houghton SC, Hu FB, Willett WC, Sun YV, Djousse L, Gaziano JM, Cho K, Wilson PW; VA Million Veteran Program. Impact of 8 lifestyle factors on mortality and life expectancy among United States veterans: The Million Veteran Program. Am J Clin Nutr. 2024 Jan. https://pubmed.ncbi.nlm.nih.gov/38065710/.

[10] Smith P, Willemsen D, Popkes M, Metge F, Gandiwa E, Reichard M, Valenzano DR. Regulation of life span by the gut microbiota in the short-lived African turquoise killifish. Elife. 2017 Aug 22. https://pubmed.ncbi.nlm.nih.gov/28826469/.

[11] Who are we?. Nature 453, 563 (2008). https://doi.org/10.1038/453563a. https://www.nature.com/articles/453563a.

[12] https://www.penguin.de/buecher/richard-david-precht-wer-bin-ich-und-wenn-ja-wie-viele-/paperback/9783442311439.

[13] Luckey TD. Introduction to intestinal microecology. Am J Clin Nutr. 1972 Dec. https://pubmed.ncbi.nlm.nih.gov/4639749/.

[14] Sender R, Fuchs S, Milo R. Revised Estimates for the Number of Human and Bacteria Cells in the Body. PLoS Biol. 2016 Aug 19. https://pubmed.ncbi.nlm.nih.gov/27541692/.

[15] Kong F, Hua Y, Zeng B, Ning R, Li Y, Zhao J. Gut microbiota signatures of longevity. Curr Biol. 2016 Sep 26. https://pubmed.ncbi.nlm.nih.gov/27676296/.

[16] https://www.dge.de/presse/meldungen/2011-2018/wie-viel-protein-brauchen-wir/.

[17] Yin J, Ren W, Huang X, Li T, Yin Y. Protein restriction and cancer. Biochim Biophys Acta Rev Cancer. 2018 Apr. https://pubmed.ncbi.nlm.nih.gov/29596961/.

[18] Wu Y, Li B, Li L, Mitchell SE, Green CL, D'Agostino G, Wang G, Wang L, Li M, Li J, Niu C, Jin Z, Wang A, Zheng Y, Douglas A, Speakman JR. Very-low-protein diets lead to reduced food intake and weight loss, linked to inhibition of hypothalamic mTOR signaling, in mice. Cell Metab. 2021 May 4. https://pubmed.ncbi.nlm.nih.gov/33667386/.

[19] https://www.continence.org.au/bristol-stool-chart.

[20] Sun C, Wang Z, Tan Y, Li L, Zhou F, Hu SA, Yan QW, Li LH, Pei G. Mechanism of Mulberry Leaves and Black Sesame in Alleviating Slow Transit Constipation Revealed by Multi-Omics Analysis. Molecules. 2024 Apr 10. https://pubmed.ncbi.nlm.nih.gov/38675536/.

[21] Ernst, G., Franke, A. & Franzkowiak, P. (2022). Stress und Stressbewältigung. In: Bundeszentrale für gesundheitliche Aufklärung (BZgA) (Hrsg.). Leitbegriffe der Gesundheitsförderung und Prävention. Glossar zu Konzepten, Strategien und Methoden. https://leitbegriffe.bzga.de/alphabetisches-verzeichnis/stress-und-stressbewaeltigung/.

[22] TK-Stressstudie 2021: Entspann dich, Deutschland! https://www.tk.de/resource/blob/2118106/cbdb7ed26363a35145d753516510f92d/stressstudie-2021-pdf-zum-download-data.pdf (aufgerufen: 16.03.2025).

[23] Kulmatycki KM, Jamali F. Drug disease interactions: role of inflammatory mediators in depression and variability in antidepressant drug response. J Pharm Pharm Sci. 2006;9(3):292-306. PMID: 17207413. https://pubmed.ncbi.nlm.nih.gov/17207413/.

[24] Wastyk HC, Fragiadakis GK, Perelman D, Dahan D, Merrill BD, Yu FB, Topf M, Gonzalez CG, Van Treuren W, Han S, Robinson JL, Elias JE, Sonnenburg ED, Gardner CD, Sonnenburg JL. Gut-microbiota-targeted diets modulate human immune status. Cell. 2021 Aug 5. https://pubmed.ncbi.nlm.nih.gov/34256014/.
[25] Abdalla SA, Al-Mana NM, Hasosah SM, Alghamdi NM, Alkhamesi AA. Effects of Dietary Fiber Intake and the Prevalence of Constipation Among Patients With End-Stage Renal Disease (ESRD) in Jeddah, Saudi Arabia: A Cross-Sectional Observational Study. Cureus. 2024 Jun 13. https://pubmed.ncbi.nlm.nih.gov/39006589/.
[26] Fu J, Zheng Y, Gao Y, Xu W. Dietary Fiber Intake and Gut Microbiota in Human Health. Microorganisms. 2022 Dec 18;10(12):2507. doi: 10.3390/microorganisms10122507. PMID: 36557760; PMCID: PMC9787832. https://pubmed.ncbi.nlm.nih.gov/36557760/.
[27] Frost G, Sleeth ML, Sahuri-Arisoylu M, Lizarbe B, Cerdan S, Brody L, Anastasovska J, Ghourab S, Hankir M, Zhang S, Carling D, Swann JR, Gibson G, Viardot A, Morrison D, Louise Thomas E, Bell JD. The short-chain fatty acid acetate reduces appetite via a central homeostatic mechanism. Nat Commun. 2014 Apr 29. https://pubmed.ncbi.nlm.nih.gov/24781306/.
[28] Basu, A., Alman, A.C. & Snell-Bergeon, J.K. Dietary fiber intake and glycemic control: coronary artery calcification in type 1 diabetes (CACTI) study. Nutr J 18, 23 (2019). https://doi.org/10.1186/s12937-019-0449-z.
[29] Yang L, Shu L, Jiang J, Qiu H, Zhao G, Zhou Y, Jiang Q, Sun Q, Qin G, Wu H, Yang L, Ruan X, Xu WH. Long-term effect of dietary fibre intake on glycosylated haemoglobin A1c level and glycaemic control status among Chinese patients with type 2 diabetes mellitus. Public Health Nutr. 2014 Aug 17(8); 1858–64. https://pubmed.ncbi.nlm.nih.gov/23883570/.
[39] Reynolds A, Mann J, Cummings J, Winter N, Mete E, Te Morenga L. Carbohydrate quality and human health: a series of systematic reviews and meta-analyses. Lancet. 2019 Feb 2. https://pubmed.ncbi.nlm.nih.gov/30638909/.
[31] https://www.dge.de/wissenschaft/referenzwerte/ballaststoffe/
[32] McKeown NM, Fahey GC Jr, Slavin J, van der Kamp JW. Fibre intake for optimal health: how can healthcare professionals support people to reach dietary recommendations? BMJ. 2022 Jul 20. https://pubmed.ncbi.nlm.nih.gov/35858693/.
[33] Gasaly N, Hermoso MA, Gotteland M. Butyrate and the Fine-Tuning of Colonic Homeostasis: Implication for Inflammatory Bowel Diseases. Int J Mol Sci. 2021 Mar 17;22(6):3061. doi: 10.3390/ijms22063061. PMID: 33802759; PMCID: PMC8002420. https://pubmed.ncbi.nlm.nih.gov/33802759/.
[34] Alves E, Gregório J, Rijo P, Rosado C, Monteiro Rodrigues L. Kefir and the Gut-Skin Axis. Int J Environ Res Public Health. 2022 Oct 23. https://pubmed.ncbi.nlm.nih.gov/36360671/.
[35] Akhtar M, Chen Y, Ma Z, Zhang X, Shi D, Khan JA, Liu H. Gut microbiota-derived short chain fatty acids are potential mediators in gut inflammation. Anim Nutr. 2021 Dec 29. https://pubmed.ncbi.nlm.nih.gov/35510031/.
[36] https://www.aerzteblatt.de/archiv/37-interdisziplinaeres-forum-der-bundesaerztekammer-bewegung-wirkt-wie-ein-medikament-a94a1a10-33a3-4d1f-9c34-be400adecb2b
[37] Imdad S, Lim W, Kim JH, Kang C. Intertwined Relationship of Mitochondrial Metabolism, Gut Microbiome and Exercise Potential. Int J Mol Sci. 2022 Feb 28. https://pubmed.ncbi.nlm.nih.gov/35269818/.
[38] https://www.adharanandfinn.com/running-with-the-kenyans
[39] Upgraders® ist eine von Henning Sartor und Helen Marie Loorents entwickelte, auf den Prinzipien von F.X. Mayr basierende Entgiftungs- und Fastenmethode für zuhause. Der 21-Tage-Plan für Zellerneuerung, Darmgesundheit und Longevity, die Detox-Empfehlungen und die Übersicht über die basen- und säurebildenden Lebensmittel im Anhang stammen ebenso aus diesem Programm.
[40] https://www.schweizer-illustrierte.ch/people/international-stars/andrew-bostinto-bricht-mit-100-jahren-den-rekord-825675?srsltid=AfmBOorPN7cPiNQm15HQm1I03PVEBNjSAz9-OAqvpd-CLNHb9HXcssOmP
[41] Black AP, Anjos JS, Cardozo L, Carmo FL, Dolenga CJ, Nakao LS, de Carvalho Ferreira D, Rosado A, Carraro Eduardo JC, Mafra D. Does Low-Protein Diet Influence the Uremic Toxin Serum Levels From the Gut Microbiota in Nondialysis Chronic Kidney Disease Patients? J Ren Nutr. 2018 May. https://pubmed.ncbi.nlm.nih.gov/29439931/.

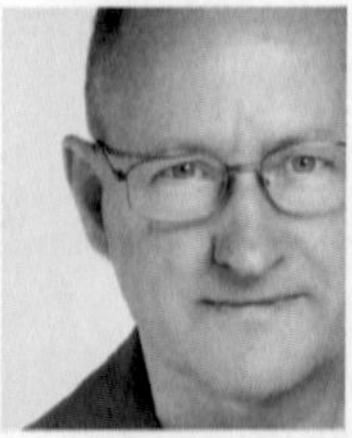

© PRIVAT

Dr. med. Henning Sartor
forscht seit über 30 Jahren als Allgemeinmediziner, Anästhesist und Naturheilkundler nach den wahren Ursachen chronischer Krankheiten. Er arbeitete in Kliniken, Forschungsinstituten und als Dozent. Doch je mehr er über Darmgesundheit und gesundes Altern lernte, desto klarer wurde ihm: Die Medizin übersieht etwas Entscheidendes.

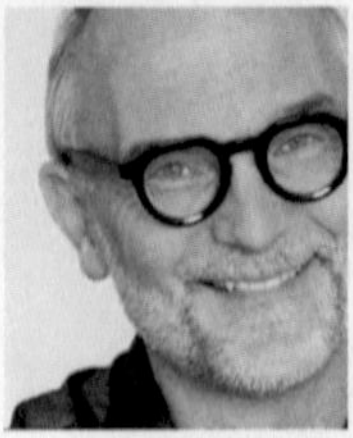

© PRIVAT

Prof. Dr. med. Burkhard Schütz
hat wortwörtlich mehr gesehen als jeder andere: Als führender Labormediziner für Mikrobiologie, Immunologie und Darmdiagnostik hat er über Jahrzehnte hinweg Tausende Proben untersucht und das schleichende Gift entdeckt, das uns altern lässt. In Tokio forschte er zur Entstehung von Krebs, in Deutschland entwickelte er innovative Analysen – doch die größte Erkenntnis fand er im Darm.

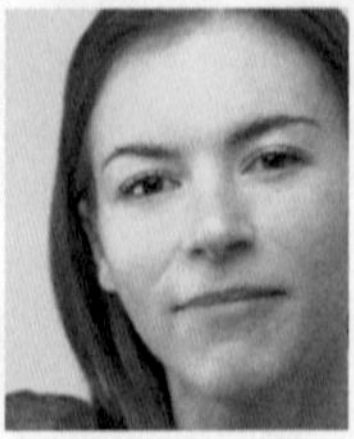

© OLGA BLACKBIRD

Katharina Zeiss
ist medizinische Autorin. Die Entdeckungsreise in die Welt des Mikrobioms und der Longevity, auf die sie sich beim Schreiben dieses Buches begab, hat nicht nur ihren Blick auf sich selbst, sondern auch auf das Altern grundlegend verändert.

Liebe Leserin, lieber Leser,

hat Ihnen unser Buch gefallen?
Dann freuen wir uns über Ihre Weiterempfehlung!
Und erzählen Sie davon. Ihren Freundinnen und Freunden, Ihrer Buchhändlerin oder Ihrem Buchhändler. Weil jede gute Geschichte davon lebt, weitergetragen zu werden.

/StyriaBuchverlage
#Hundertjährige
#Stoffwechselgifte
#Zellverjüngung
#Darmgesundheit

Wollen Sie weitere Informationen zu unserem Programm?
Möchten Sie mit den Autor:innen in Kontakt treten?
Wir freuen uns auf Austausch und Anregung unter
post@styriabooks.at

Inspiration, Geschenkideen und gute Geschichten finden Sie auf
www.styriabooks.at

STYRIA
BUCHVERLAGE

Lobkowitzplatz 1, 1010 Wien, Austria

ISBN 978-3-7088-0870-3

Bücher aus der Verlagsgruppe Styria gibt es in jeder Buchhandlung und im Online-Shop
www.styriabooks.at

Projektleitung und Lektorat: Inge Fasan
Covergestaltung: ki 36 Editorial Design, Bettina Stickel
Herstellungsleitung: Franz Schaffer
Innenlayout und Satz: Peter Manfredini
Bilder: Covermotiv: Adobe Stock; S. 101: iStockphoto / Bulgakova Kristina

Druck und Bindung: Florjancic Tisk d.o.o., Maribor
Printed in the EU
7 6 5 4